AF596947

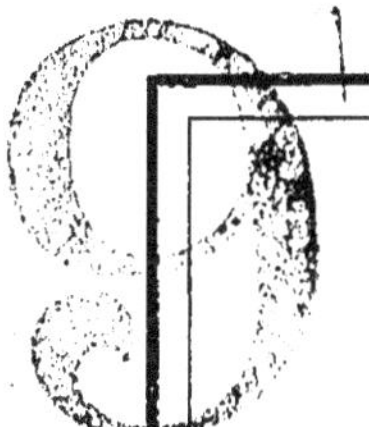

N° 124

SÉNAT

ANNÉE 1908

SESSION ORDINAIRE

Annexe au procès-verbal de la séance du 7 avril 1908.

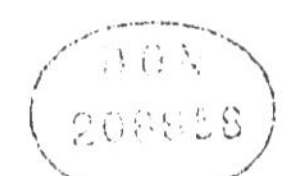

RAPPORT

FAIT

Au nom de la Commission chargée d'examiner le projet de loi, ADOPTÉ PAR LA CHAMBRE DES DÉPUTÉS, ADOPTÉ AVEC MODIFICATIONS PAR LE SÉNAT, MODIFIÉ PAR LA CHAMBRE DES DÉPUTÉS, **sur l'emploi de la céruse** *dans les travaux de peinture exécutés à l'intérieur des bâtiments*,

PAR M. PÉDEBIDOU

SÉNATEUR

PARIS

P. MOUILLOT, IMPRIMEUR DU SÉNAT

Palais du Luxembourg

1908

N° 124

SÉNAT

ANNÉE 1908

SESSION ORDINAIRE

Annexe au procès-verbal de la séance du 7 avril 1908.

RAPPORT

FAIT

Au nom de la Commission[1] chargée d'examiner le projet de loi, ADOPTÉ PAR LA CHAMBRE DES DÉPUTÉS, ADOPTÉ AVEC MODIFICATIONS PAR LE SÉNAT, MODIFIÉ PAR LA CHAMBRE DES DÉPUTÉS, *sur* **l'emploi de la céruse** *dans les travaux de peinture exécutés à l'intérieur des bâtiments,*

PAR M. PÉDEBIDOU

Sénateur.

MESSIEURS,

La Commission sénatoriale sur l'emploi de la céruse a bien voulu, dans sa séance du 10 février dernier, nous charger de lui présenter de nouveau un rapport sur le projet de loi, voté par la Chambre des Députés dans sa séance du 2 juillet 1907.

(1) Cette Commission est composée de MM. Émile LABICHE, *Président*; THUILLIER, RAMBOURGT, PEYROT, DAUMY, PÉDEBIDOU, POIRRIER, TOURON, BÉRAL.

(Voir les nos 276, année 1903, 135, année 1905 282, année 1906, 254, année 1907, Sénat, et 530-799 — 9e législ. — de la Chambre des Députés.)

Nous ne pouvons ni ne voulons refaire ici l'historique d'une question que tout le monde connaît désormais, notre rôle se bornera à reproduire aussi fidèlement que possible les sentiments de votre Commission sur la question de l'indemnité, principale cause du conflit qui sépare actuellement les deux Assemblées.

Nous divisons notre travail en trois parties.

La première comprend la discussion au Sénat et au Palais-Bourbon.

La seconde résume les observations présentées tant par le Gouvernement que par les syndicats d'ouvriers peintres et les producteurs de céruse.

La troisième contient l'exposé des travaux et conclusions de la Commission sénatoriale dont nous sommes ici le porte-parole.

La discussion au Sénat.

Après le dépôt de notre rapport supplémentaire en date du 8 juin 1906, la discussion du projet de loi fut amorcée à la séance du 22 novembre 1906 par la lecture du décret désignant, comme commissaires du Gouvernement, M. le docteur Dieulafoy, professeur de clinique médicale à la Faculté de Paris, et M. Fontaine, directeur au Ministère du Travail et de la Prévoyance sociale.

Le débat se poursuivit durant les séances des 23, 27, 29, 30 novembre et 4 décembre.

Nous ne nous attarderons pas sur la discussion où MM. Gourju, Labbé, Dieulafoy, Viviani, Ch. Prevet, Fontaine, Gauthier (Haute-Saône), Ponthier de Chamaillard, le docteur Peyrot, Poirrier, Ermant et votre rapporteur prirent la parole.

L'urgence votée, le Sénat repoussait le contre-projet Gourju (1) par 143 voix contre 120, votait l'article premier

---

(1) Ce contre-projet était ainsi conçu :

ARTICLE PREMIER. — Dans les six mois qui suivront la promulgation de la présente loi, un règlement d'administration publique déterminera les mesures et les précautions hygiéniques qui devront être observées : 1° dans la fabrication des divers composés industriels du plomb ; 2° dans leur emploi.

ART. 2. — Ce règlement sera lisiblement affiché dans tous les locaux où se font l'embauchement et la solde des ouvriers.

ART. 3. — L'exécution en sera assurée dans les fabriques et les chantiers par les inspecteurs du travail et par toutes autres personnes qui ont droit de verbaliser, sous réserve du respect dû aux lois qui garantissent l'inviolabilité du domicile.

ART. 4. — Les infractions au règlement commises par les ouvriers seront poursuivies devant le tribunal de simple police et punies d'une amende de 1 à 5 francs qui sera élevée à 11 francs en cas de récidive dans les douze mois.

Celles qui seront commises par les patrons ou par leurs préposés seront poursuivies devant le tribunal de police correctionnelle et punies de 6 jours à 2 mois d'emprisonnement et de 16 à 200 francs d'amende ou de l'une de ces deux peines seulement ; ces pénalités pourront être élevées à du projet de loi, mais repoussait l'amendement Poirrier (1), relatif à l'article 2 par 153 voix contre 101.

Après l'intervention de M. Ermant, le Sénat supprimait par 159 voix contre 121 le paragraphe de l'article 2 relatif à l'interdiction de l'emploi de la céruse et de l'huile de lin lithargirée dans les travaux d'impression, de rebouchage et d'enduisage tant à l'intérieur qu'à l'extérieur.

Le premier paragraphe de l'ancien article 3 étant devenu par suite de modification l'article 2, le nouvel article 3 était rédigé de la manière suivante :

« Un règlement d'administration publique, rendu après avis du Comité consultatif des arts et manufactures et de la Commission d'hygiène industrielle instituée auprès du Mi-

---

6 mois d'emprisonnement et à 500 francs d'amende en cas de récidive dans le même délai ; le tout, sans préjudice des dommages-intérêts, s'il y a lieu.

L'article 463 du Code pénal pourra être appliqué aux délits visés par l'alinéa précédent.

Art. 5. — Chaque année, dans le rapport sur le budget du Ministère du Commerce, de l'Industrie et du Travail, il sera rendu compte au Parlement de l'exécution de la présente loi et du règlement d'administration publique.

(1) En voici le texte :

« Remplacer l'article 2 et les trois premiers paragraphes de l'article 3 du texte de la Commission par l'article suivant :

« L'emploi de la céruse et de l'huile de lin lithargirée pourra être interdit dans tous les travaux d'impression, de rebouchage, d'enduisage et dans tous les travaux de peinture, de quelque nature que ce soit, exécutés à l'intérieur ou à l'extérieur des bâtiments toutes les fois qu'il sera possible de remplacer ces produits par des produits non nocifs donnant satisfaction aux nécessités industrielles.

« Cette interdiction sera prononcée par un règlement d'administration publique rendu après avis du Comité consultatif des arts et manufactures et de la Commission d'hygiène industrielle.

« L'interdiction totale ou partielle des autres produits à base de plomb employés dans l'industrie de la peinture en bâtiment pourra également être prononcée par un règlement d'administration publique, rendu dans les mêmes conditions. Lesdits produits cesseront d'être employés dans un délai de deux ans à partir de la promulgation des règlements visés ci-dessus.

« La fin conforme au dernier paragraphe de l'article 3 du texte de la Commission. »

nistère du Commerce, pourra étendre cette interdiction aux travaux exécutés à l'extérieur des bâtiments.

« L'interdiction totale ou partielle des autres produits à base de plomb employés dans l'industrie de la peinture en bâtiment pourra être également prononcée par un règlement d'administration publique rendu dans les mêmes conditions.

« Les fabricants dont l'industrie sera atteinte par les dispositions de la présente loi auront droit à une indemnité qui sera fixée par le tribunal civil de l'arrondissement où sera situé l'établissement. »

M. Georges Le Chevalier demandait la suppression des deux premiers paragraphes de cet article, en s'appuyant sur l'argumentation du Ministre relative à l'amendement Poirrier ; il demande au Parlement de ne pas « aliéner ses droits, mais de les réserver en ce qui concerne l'interdiction de la céruse pour les travaux extérieurs ».

Malgré l'intervention de votre rapporteur et de M. Viviani, le Sénat repoussait comme le demandait M. Le Chevalier, par 163 voix contre 112, les deux premiers paragraphes de l'article 3.

L'indemnité à accorder aux fabricants de céruse était désormais seule en jeu.

*
* *

A la suite de ce vote, M. E. Labiche, président de la Commission sénatoriale, demandait l'ajournement de la discussion et convoquait d'urgence, le jour même, cette Commission pour entendre le Gouvernement sur cette question primordiale.

Dans sa déposition, M. Caillaux déclarait qu'il était d'accord avec M. le Ministre du Travail. « Il faut mesurer, disait-il, les conséquences fiscales et envisager toutes les répercussions qu'entraînerait un pareil vote. Pour la fabrication des vins de raisins secs, pour la loi sur la saccharine, y a-t-il eu indemnité ? En Suisse, dans le canton de Vaud, à partir du 1er janvier 1907, on supprime l'absinthe ; et en Allemagne, le Reichstag a édicté des dispositions contre le phosphore blanc. Il n'y a pas eu d'indemnité pour les fabricants de ces produits considérés comme nocifs. Dans le cas actuel, la protection de la santé humaine prime toute autre considération. »

M. le Ministre du Travail, prenant à son tour la parole, démontrait tout d'abord que, bien avant la question cérusienne, d'autres industries, touchant de très près le petit commerce, ont été supprimées sans aucune compensation pécuniaire, amenant ainsi la ruine de nombreux industriels. Pour l'installation du tout-à-l'égoût, alors que l'hygiène était en jeu, les pouvoirs publics ont-ils hésité à prendre des arrêtés lésant les intérêts d'un certain nombre de citoyens ?

On ne peut nier que les mesures d'hygiène et de sécurité imposées à l'industrie et au commerce par la loi des 12 juin 1893-11 juillet 1903 n'entraînent souvent des dépenses considérables en raison des améliorations imposées à l'outillage et aux installations.

L'obligation pour les compagnies minières de forer de nouveaux puits d'aération ou de secours pour la sauvegarde des travailleurs sans aucun espoir de compensation pécuniaire ;

L'abatage sans indemnité, à la frontière, des animaux malades ou provenant d'un milieu contagionné (art. 57 de la loi du 21 juin 1898, Code rural) ;

L'interdiction de l'emploi du plomb dans la fabrication des vases destinés à contenir des substances alimentaires ou des boissons, la prohibition des sels de plomb dans la coloration des produits entrant dans la consommation (décret du 31 décembre 1890), etc., etc., sont autant d'exemples qui légitiment le principe de la non-indemnité dans le cas présent.

M. le Ministre du Travail terminait sa déposition en demandant à la Commission la suppression du dernier paragraphe de l'article 3.

Malgré cette intervention du Gouvernement, la Commission maintenait, par 4 voix contre 3, M. le Président s'étant abstenu, le principe de l'indemnité, et chargeait M. Ponthier de Chamaillard de défendre cette thèse à la tribune.

*
* *

Le Sénat adoptait, après l'intervention de MM. Brager de La Ville-Moysan, Guillier et Ch. Prevet, le texte de la Commission par 159 voix contre 105.

Sur la proposition de M. Guillier, ce texte était complété par le paragraphe additionnel suivant, adopté sans discussion :

« Dans le cas où la fabrique serait occupée par un locataire, une indemnité distincte serait due au locataire et au propriétaire de l'immeuble. »

Le Sénat adoptait finalement sans discussion et sans modification les articles 4, 5, 6 de la Commission, et M. Noël déclarait qu'il renonçait à soutenir la disposition additionnelle qu'il avait déposée :

« A partir de la promulgation de la présente loi, l'entrée en France de la céruse sous toutes ses formes est interdite à l'exception de la céruse en pâte broyée à l'huile. »

Le Sénat avait ainsi voté la loi suivante :

Article premier. — Dans les ateliers, chantiers, bâtiments en construction ou en réparation et généralement dans tout lieu de travail où s'exécutent des travaux de peinture en bâtiments, les chefs d'industrie, directeurs ou gérants sont tenus, indépendamment des mesures prescrites en vertu de la loi du 12 juin 1893 sur l'hygiène et la sécurité des travailleurs, de se conformer aux prescriptions suivantes :

Art. 2. — Trois ans après la promulgation de la présente loi, l'emploi de la céruse et de l'huile de lin lithargirée sera interdit dans tous les travaux de peinture, de quelque nature qu'ils soient, exécutés à l'intérieur des bâtiments.

Art. 3. — Les fabricants, dont l'industrie sera atteinte par les dispositions de la présente loi, auront droit à une indemnité qui sera fixée par le Tribunal civil de l'arrondissement où sera situé l'établissement.

Dans le cas où la fabrique serait occupée par un locataire, une indemnité distincte serait due au locataire et au propriétaire de l'immeuble.

Art. 4. — Un règlement d'administration publique indiquera les travaux spéciaux pour lesquels il pourra être dérogé aux dispositions précédentes.

Art. 5. — Les inspecteurs du travail sont chargés d'assurer l'exécution de la présente loi. A cet effet, ils ont entrée dans tous les établissements spécifiés à l'article 1er. Toutefois, dans le cas où les travaux de peinture sont exécutés dans des locaux habités, les inspecteurs ne pourront pénétrer dans ces locaux qu'après avoir été autorisés par les personnes qui les occupent.

Art. 6. — Les articles 5, 7, paragraphes 1 et 3, 9 et 12 de la loi du 12 juin 1893 sont applicables à la constatation des contraventions prévues par la présente loi, ainsi qu'à leur répression.

*
* *

Rappelons que dès, le début de la discussion, M. Gourju avait déposé un paragraphe additionnel ainsi conçu :

« Les indemnités qui auront été judiciairement attribuées aux fabricants de céruse par application de la présente loi seront recouvrées par l'Etat : 1° au moyen d'un droit de douane à déterminer sur le blanc de zinc qui entrera de l'étranger en France ; 2° et, en cas d'insuffisance, au moyen d'une taxe spéciale établie sur les fabriques de blanc de zinc au prorata de leur patente et recouvrée comme en matière de contributions directes. »

Mais, après le vote de l'article 3 concernant l'indemnité, M. Gourju déclarait retirer son amendement qui « n'avait en lui-même qu'une valeur d'indication », et qui, ne pouvant manquer d'être repris par le Ministre des Finances, « est désormais sans utilité ».

La discussion à la Chambre.

Le 7 décembre 1907, le Ministre du Travail redéposait sur le bureau de la Chambre le projet de loi modifié par le Sénat sur l'emploi des composés du plomb. Ce projet était renvoyé à l'étude de la Commission d'hygiène publique, qui en entreprit aussitôt l'examen et désigna M. J.-Louis Breton comme rapporteur.

Dans son remarquable rapport (1), M. J.-Louis Breton s'exprimait en ces termes :

« Le texte qui nous revenait du Sénat était profon-
« dément différent de celui qui avait été primitivement
« déposé par M. Trouillot, Ministre du Commerce, et accepté
« par la Chambre le 30 juin 1903.

« Seuls, les articles premier, 5 et 6, indiquant les entre-
« prises visées par la loi, les fonctionnaires spécialement
« chargés de son application et les sanctions nécessaires,
« n'avaient reçu aucune modification dans la discussion
« sénatoriale.

« Les trois articles essentiels avaient en revanche été
« complètement transformés....

« Dans son article 2, la Chambre avait formulé l'inter-
« diction de la céruse et de l'huile de lin lithargirée dans tous
« les travaux d'impression, de rebouchage et d'enduisage
« exécutés aussi bien à l'extérieur qu'à l'intérieur des
« bâtiments ; cette mesure devant entrer en vigueur un an
« après la promulgation de la loi.

« Le Sénat, voulant réserver complètement la question
« des travaux de peinture exécutés à l'extérieur des bâti-
« ments, a totalement supprimé cette disposition pourtant

(1) Rapport sur les composés du plomb dans les travaux de la peinture en bâtiments n° 799. Chambre des Députés, 9e législature, session de 1907.

« essentielle, puisque c'était celle qui visait les travaux les « plus dangereux pour les ouvriers peintres.

« Le Sénat a donc simplement maintenu l'interdiction, « dans un délai de trois années après la promulgation de la « loi, de l'usage de la céruse et de l'huile de lin lithargirée « à tous les travaux de peinture de quelque nature qu'ils « soient, exécutés à l'intérieur des bâtiments.

« Il a rejeté le dispositif de la Chambre en vertu duquel « le Ministre du Commerce pouvait, après avis du Comité « consultatif des arts et manufactures et de la Commission « d'hygiène industrielle, étendre cette interdiction aux « travaux exécutés à l'extérieur des bâtiments.

« Il a également repoussé le paragraphe permettant au « Ministre de prononcer, dans les mêmes conditions, l'in- « terdiction totale ou partielle des autres composés à base « de plomb dans l'industrie en bâtiments.

« Du fait du rejet de cette disposition, le titre préala- « blement admis pour la loi qui nous préoccupe est devenu « tout à fait impropre et doit logiquement être changé ; il « ne s'agit plus du tout en effet d'une loi sur l'emploi des « composés du plomb dans les travaux de peinture, mais « uniquement d'une loi sur l'emploi de la céruse dans les « travaux de peinture exécutés à l'intérieur des bâtiments.

« Il ne reste donc plus en réalité que bien peu de chose « de la loi primitivement élaborée par le Gouvernement, sa « portée se trouve considérablement réduite, son efficacité « contre les ravages de la céruse très diminuée ; quant à la « santé et la vie des ouvriers peintres, elles ne se trouvent « plus sauvegardées que dans une mesure très restreinte ; en « revanche, les fabricants de céruse seront, il est vrai, bien « moins atteints par la mise en vigueur de la loi qui ménage « leurs intérêts au détriment de nombreuses existences « humaines.

« Malgré cela, le Sénat, contrairement au vote émis par « la Chambre à une formidable majorité, a introduit dans la « loi un article nouveau tendant à indemniser les proprié-

« taires et locataires des usines de céruse, créant ainsi un « précédent extrêmement dangereux pour l'avenir des ré- « formes sociales.

« Enfin, le Sénat qui n'a pas voulu permettre au Gou- « vernement d'étendre l'application de la loi par des règle- « ments d'administration publique, a désiré lui donner toute « latitude pour diminuer encore sa portée déjà si réduite.

« L'article 4 de la Chambre admettait que l'autorisation « d'employer la céruse ou d'autres produits à base de plomb « pourrait, par dérogation aux dispositions précédentes, être « accordée exceptionnellement par le Ministre du Commerce, « après avis du Comité consultatif des arts et manufactures « et de la Commission d'hygiène industrielle *pour chaque « cas particulier.*

« Cette disposition visait surtout certains travaux parti- « culiers pratiqués à l'extérieur des bâtiments et, comme le « Sénat supprimait tout ce qui concernait les travaux exté- « rieurs, il aurait pu, sans aucun inconvénient, faire dispa- « raître cette possibilité d'apporter à la loi des dérogations « devenues complètement inutiles.

« Au lieu de cela, il a étendu le champ des exceptions, « en supprimant toutes les garanties prévues par la Cham- « bre et en laissant à l'arbitraire ministériel le soin de res- « treindre dans la mesure qui lui conviendrait l'application « de la loi. Son texte paraît même faire une obligation au « Ministre d'apporter de suite des restrictions à la loi ; il dit « en effet : « Un règlement d'administration publique *indi- « quera* les travaux spéciaux pour lesquels il pourra être « dérogé aux dispositions précédentes. »

*
* *

Nous ne suivrons pas l'honorable rapporteur dans l'exposé de son travail très documenté et très complet sur la céruse et ses composés, notre rôle comme nous l'écrivions plus haut se bornant à l'examen d'une loi depuis trop longtemps en suspens devant le Parlement.

Le 1er mars 1907, M. J.-Louis Breton déposait son rapport dont les conclusions différaient du texte voté par le Sénat sur un des points les plus importants du projet de loi, celui de l'indemnité.

La Commission de la Chambre adoptait sans modifications les articles premier, 5 et 6 du projet primitif qui d'ailleurs n'ont reçu aucun changement dans la discussion sénatoriale.

L'ancien article 2 du projet voté par la Chambre interdisant l'emploi de la céruse et de l'huile de lin lithargirée dans tous les travaux d'impression, de rebouchage et d'enduisage, dans un délai de deux ans à partir de la promulgation de la loi, était supprimé.

Pour le premier paragraphe de l'ancien article 3, devenu l'article 2 du texte voté par le Sénat, la Commission demandait un léger changement, consistant à substituer le mot « plombifère » à l'expression « lithargirée ».

Cette proposition était faite par M. Cazeneuve.

Pour le second paragraphe de l'ancien article 3, permettant d'étendre l'interdiction édictée pour les peintures intérieures aux travaux exécutés à l'extérieur des bâtiments par un règlement d'administration publique, rendu après avis du Comité consultatif des arts et manufactures et de la Commission d'hygiène industrielle, le Sénat ayant supprimé purement et simplement cette disposition, la Commission de la Chambre a voulu, avant de prendre une décision, demander l'avis de M. le Ministre du Travail et connaître ses intentions, en ce qui concerne le dépôt éventuel d'un nouveau projet de loi, visant spécialement les peintures extérieures.

M. Viviani entendu demanda à la Commission de céder sur ce point, prenant devant elle l'engagement formel de déposer incessamment un nouveau projet de loi portant prohibition de l'emploi de la céruse pour tous les travaux extérieurs (1).

La Commission acceptait donc la suppression de la disposition relative aux travaux extérieurs : c'était un grand pas vers la conciliation.

Elle donnait en même temps satisfaction au Sénat, en ne rétablissant pas le troisième paragraphe du même article permettant au Ministre du Travail de prononcer par décret, rendu après avis du Comité consultatif des arts et manufactures et de la Commission d'hygiène industrielle, l'interdiction totale ou partielle des autres produits à base de plomb employés dans l'industrie de la peinture en bâtiments.

*
* *

Restait la question de l'indemnité.

Le Sénat avait fait disparaître l'article 3 de l'ancien texte de la Chambre ; le nouvel article stipulait que les fabricants dont l'industrie serait atteinte par les dispositions de la loi auraient droit à une indemnité qui sera fixée par le tribunal civil de l'arrondissement où est situé l'établissement.

La Commission de la Chambre repoussa à l'unanimité cet article, d'accord avec M. le Ministre du Travail.

Le désaccord entre les deux Assemblées persistait donc sur ce point essentiel. De même l'article 4 du projet de loi voté par le Sénat n'a pas trouvé grâce devant la Commission de la Chambre.

Se ralliant à l'opinion manifestée en 1903 par MM. Ch. Benoist et de Castelnau, M. J.-Louis Breton, rapporteur, avait conclu au rejet de cet article.

« Le Sénat, dit-il, supprimant dans la loi tout ce qui concerne les travaux extérieurs et les autres composés du

---

(1). Rapport J.-Louis Breton n° 799. Chambre des Députés. — Session de 1907.

plomb, enlevait en tout cas à l'article 4 le peu d'intérêt qu'il pouvait avoir ; il aurait dû, par suite, le supprimer purement et simplement, faisant disparaître cette possibilité pour le Gouvernement d'apporter à la loi des dérogations devenues absolument inutiles.

« Au lieu de cela, il a modifié d'une façon singulièrement dangereuse le texte voté par la Chambre, étendant le champ des exceptions, supprimant toutes les garanties et laissant à l'arbitraire ministériel le soin de restreindre, dans n'importe quelle mesure, la portée de la loi. Il n'y est plus question de consulter le Comité consultatif des arts et manufactures, ni la Commission d'hygiène industrielle, et la rédaction adoptée semble même faire une obligation au Ministre de formuler immédiatement des dérogations. Cet article est en effet ainsi conçu : « Un règlement d'adminis- « tration publique *indiquera* les travaux spéciaux pour « lesquels il pourra être dérogé aux dispositions précé- « dentes ».

« On le voit, cette rédaction paraît imposer, en tout état de cause, au Ministre du Travail, sans prévoir la consultation d'aucun organe technique, l'obligation d'autoriser un certain nombre de dérogations que rien ne justifie, pourtant, avec le nouveau texte du projet de loi. »

En même temps, la Commission incorporait au projet du Sénat deux nouveaux articles, ayant pour but d'interdire l'emploi de la céruse en poudre « dans tous les cas énumérés à l'article premier et pour tous les travaux de peinture en bâtiment, de quelque nature que ce soit » et de réglementer l'expédition de la céruse en poudre qui, à sa sortie de l'usine ou à son entrée en France, devra être accompagnée d'un acquit-à-caution délivré par la régie ou par la douane et qui sera remis par le destinataire à la recette buraliste dans les quarante-huit heures qui suivront l'expiration du délai de transport.

Entendu par la Commission, M. le Ministre des Finances donnait ainsi son avis sur ces dispositions nouvelles :

« Sur le principe même de la mesure, je ferai simplement remarquer que l'acquit-à-caution est un titre de mouvement destiné à garantir l'impôt éventuellement exigible sur une marchandise taxée et qu'il n'existe pas dans notre législation de précédent sur lequel on puisse s'appuyer pour prescrire la délivrance d'un acquit dans le seul but de protéger la santé publique contre les dangers de l'usage d'un produit quelconque. La loi exige, il est vrai, une telle formalité pour légitimer la circulation du phosphore et de la saccharine, qui sont des marchandises non sujettes aux droits ; mais, dans ces deux cas, l'acquit a encore pour principal objet de sauvegarder les intérêts du Trésor, c'est-à-dire les revenus du monopole des allumettes et la perception de l'impôt sur le sucre. »

Il ajoutait plus loin :

« Il est douteux, au surplus, que le système proposé soit bien efficace. Pour que les formalités de circulation soient d'une réelle utilité, il faut qu'elles aient comme effet de permettre la vérification des marchandises en cours de transport et leur reconnaissance au lieu de destination ou d'emploi. Lorsqu'il s'agit de marchandises, comme les boissons, qui sont enfermées dans des récipients spéciaux, tels que fûts, bonbonnes ou bouteilles, la simple vue de ces récipients décèle la nature du produit transporté et conduit le service à procéder à la vérification. Si, au contraire — et ce serait probablement le cas pour la céruse — le produit est enfermé dans un récipient quelconque qui ne lui est pas particulier, aucun indice ne révélant le contenu du récipient, celui-ci échappe, le plus souvent, à toute vérification en cours de route. Au lieu de destination, la reconnaissance serait vaine si la céruse pouvait ensuite circuler librement et si aucune mesure n'était prise pour que son emploi n'ait lieu que dans les conditions légales. Il semble donc que la disposition proposée, qui vise uniquement la céruse enlevée de l'usine ou importée, serait insuffisante. Du reste, d'une manière générale, les employés des contributions indirectes ne possèdent pas les connaissances techniques nécessaires pour discerner la céruse d'un autre produit ayant le même aspect. »

M. le Ministre des Finances terminait sa déposition par les observations suivantes :

« Si, malgré ces réserves, la Commission maintient sa décision, il y aurait lieu de modifier le texte ci-dessus reproduit en spécifiant, d'une part, que l'acquit-à-caution à délivrer sera du coût de 0 fr. 50 et en indiquant, d'autre part, comme en matière de phosphore et de saccharine (art. 16 du décret du 19 juillet 1895 et art. 10 du décret du 12 avril 1902), les énonciations que devrait porter l'acquit-à-caution (numéro, poids de chacun des récipients, etc.), ainsi que les pénalités applicables en cas de non-rapport du certificat de décharge dans les délais réglementaires ou bien en cas d'excédents ou de manquants constatés à l'arrivée. Il devrait être bien entendu, en outre, que le concours du service des contributions indirectes se bornerait à la délivrance des titres de mouvement, à leur décharge après reconnaissance des envois chez les destinataires et, s'il y avait lieu, à la transmission aux parquets des procès-verbaux qui constateraient des faits pouvant motiver l'application des pénalités. Enfin, il paraîtrait plus simple, en cas d'importation, que la douane délivrât elle-même le titre de mouvement qui serait déchargé par le service des contributions indirectes du lieu de destination. »

*
* *

Les observations du Ministre des Finances décidaient la Commission à compléter le texte primitif par l'adjonction d'un paragraphe ainsi conçu :

« Un règlement d'administration publique, rendu dans » les six mois qui suivront la promulgation de la loi, déter-

» minera les formalités à remplir pour la délivrance et la » décharge des acquits-à-caution prévus au paragraphe pré- » cédent. »

*
* *

Dans sa séance du 25 juin 1907, la Chambre des Députés abordait l'examen du projet de loi sur l'emploi des composés du plomb dans la peinture en bâtiment, et après une très courte discussion générale, où M. Jean Durand (de l'Aude) demandait à faire entrer dans le cadre de la loi sur les accidents du travail toutes les maladies d'origine professionnelle, l'urgence était déclarée et la Chambre passait à la discussion des articles.

L'article premier était adopté sans modification, tandis que, pour l'article 2, M. Paul Beauregard proposait la suppression des mots « huile de lin plombifère » et le maintien de : « huile de lin lithargirée », reprenant ainsi la lettre du texte voté par le Sénat.

Après quelques observations techniques de M. Cazeneuve, démontrant que l'expression « plombifère » n'avait pour but que d'écarter, selon le sens que lui donne la Commission, l'emploi sous une forme quelconque à l'état de solution ou à l'état de savon, de tous les sels de plomb, M. Paul Beauregard retirait son amendement, et l'article 2 était adopté.

L'article 3 était aussi voté, mais ici intervenait un article additionnel signé de MM. Paul Beauregard, Louis Martin, de Villebois-Mareuil, etc. rétablissant l'article 3 relatif à l'indemnité accordée par le Sénat aux cérusiers.

Sur la demande de MM. Paul Beauregard et Cazeneuve, la discussion de cet article additionnel était remise à une autre séance, et sur la proposition de M. F. Buisson, la Chambre adoptait sans discussion les articles 4, 5 et 6 du projet élaboré par la Commission de l'hygiène publique.

On réservait uniquement la question relative à l'indemnité.

* * *

Le 2 juillet 1907, la Chambre reprenait la discussion de l'article additionnel de MM. Paul Beauregard, Louis Martin, de Villebois-Mareuil, etc.

L'honorable député de la Seine, dès le début de son argumentation, s'étonnait de l'opposition du Gouvernement et de la Commission à cet article, tout en se déclarant pressés d'aboutir à une prompte solution dans l'intérêt de l'hygiène et de la vie des ouvriers. « En repoussant l'article du Sénat, « disait-il, il est bien évident qu'ils (le Gouvernement et la « Commission) vont prolonger peut-être pour un laps de « temps considérable l'incertitude dans laquelle nous som- « mes aujourd'hui. »

M. Paul Beauregard étayait ensuite son argumentation, sur la Déclaration des droits de l'homme, proclamant que nul ne peut être privé de la moindre portion de sa propriété qu'en cas de nécessité publique dûment constatée, et moyennant une juste et préalable indemnité.

« Nous devrions, ajoutait-il, être unanimes pour appli- « quer un principe si juste et pour rétablir le texte du Sénat. « On devrait d'autant plus ne pas sacrifier cette industrie « qu'elle ne peut être organisée qu'en vertu d'une autorisa- « tion du Gouvernement. Cette industrie s'incline devant « l'interdiction prononcée par le législateur, mais elle ré- « clame, au nom des principes, une juste indemnité. »

Pourquoi la lui refuse-t-on? On comprend que M. le Ministre des Finances y soit hostile, parce que tout Ministre des Finances est toujours opposé à toute indemnité mise à la charge de l'État.

M. Paul Beauregard invoquait ensuite les principes généraux du droit, en matière de propriété, et il faisait ressortir que la loi actuelle aura pour résultat de détruire une industrie française au profit d'une industrie américaine.

M. le Ministre du Travail a dit qu'il n'y avait pas lieu de

donner une indemnité aux cérusiers, par la raison qu'on ne leur cause aucun dommage. En effet, on leur donne un délai qui leur permettra d'amortir leur capital.

Mais le délai reconnu nécessaire pour amortir est de dix ans, et on n'accorde qu'un délai de trois ans.

Pourquoi en frappant cette industrie lui refuser l'indemnité qui viendrait atténuer la gravité du coup qui lui est porté ?

La prétendue transformation dont on a parlé est, en réalité, la création de fabriques nouvelles, qui comporte des sacrifices considérables ; on dira sans doute que cette transformation est possible, on citera l'exemple de M. Expert-Bezançon.

Combien parmi les cérusiers sont capables de l'imiter ? En tout cas l'établissement de nouvelles usines à blanc de zinc entraînera des frais énormes ; il est juste d'indemniser les industriels.

L'orateur reprenait ensuite les arguments invoqués par M. J.-Louis Breton pour repousser l'indemnité : loi du 21 juin 1898 prohibant l'entrée en France des animaux susceptibles de communiquer une maladie contagieuse ; loi du 1er août 1901 sur la répression des fraudes, expropriant sans indemnité les fabrications de produits propres à effectuer la falsification des denrées ; mais il s'agit en l'espèce d'une fraude sur la qualité de la marchandise vendue.

On a interdit, d'autre part, la fabrication des vins de raisins secs, sans accorder d'indemnité. C'était pour assurer la répression de la fraude que la loi a été votée.

En ce qui concerne les marchands de vins en gros, aucune indemnité ne leur a été accordée ; mais ils avaient obtenu ce qu'ils demandaient et ce fut, en quelque sorte, un arrangement auquel ils se sont soumis.

Pour le phosphore, il n'y a pas eu non plus d'indemnité, car il n'y avait pas de dommage causé ; d'ailleurs, aucun fabricant de ce produit n'a réclamé d'indemnité.

Quant aux marchands de tabac, par la loi de 1835, ils

ont été victimes d'une injustice. La thèse même de M. Viviani aurait dû leur être appliquée, car ils avaient droit à une indemnité : « C'est un cas où la distinction a si peu été faite « que quand on se trouve dans la catégorie que vous visez « (le Ministre du Travail), on n'a pas appliqué le principe « de l'indemnité ! Vous ne pouvez donc pas vous servir « d'un pareil argument, car il dépasse tout à fait la thèse « que vous avez soutenue devant le Sénat. »

Le seul précédent vraiment sérieux pour M. Paul Beauregard est celui de la saccharine dont la fabrication a été interdite sans aucune compensation par un article introduit dans la loi de finances.

Les bureaux de placement ont été indemnisés. Le Ministre du Travail dit que c'est un des cas qui rentrent dans la distinction établie par lui. On ne peut cependant prétendre qu'en fermant un bureau de placement, la municipalité intéressée tire un profit du bureau qu'elle prend.

Enfin l'orateur terminait ainsi :

« Avec les idées de progrès que vous annoncez (il « s'adressait à M. Viviani), vous avez un devoir impérieux. « Vous voulez moraliser. Avant tout, pour moraliser, il faut « être soi-même moral ; et si vraiment vous voulez faire du « bien à la grande masse, donnez-lui d'abord le bon exemple, en vous montrant soucieux du droit et de la justice. »

* * *

M. J.-Louis Breton, prenant à son tour la parole comme rapporteur, commençait par réfuter l'argument présenté par M. Paul Beauregard et tiré des profits que la suppression de la céruse devait apporter à l'industrie étrangère ; il rappelait que la production du plomb avait singulièrement diminué en France et que l'Algérie et la Tunisie produisaient beaucoup plus de zinc que de plomb. Donc la loi favorisera l'utilisation d'un produit français et non d'un produit étranger.

Si la loi restreint l'emploi de la céruse, elle n'en interdit pas absolument l'usage ; la céruse pourra être utilisée en dehors des travaux de peinture à l'intérieur. Dans le délai de trois ans qui leur est accordé, les industriels auront toutes facilités pour transformer leur outillage.

Il n'y a pas d'expropriation et, dès lors, il ne saurait être question d'indemnité.

Les précédents, quoi qu'en dise M. Beauregard, vont à l'encontre de sa thèse.

M. Rouvier, qu'on ne peut pas considérer comme un ennemi de la propriété, a déclaré qu'aucune indemnité n'était due aux fabricants de saccharine.

Qui pourrait prétendre que la question actuellement en discussion est moins importante pour la santé publique que celle de la saccharine ?

La législation de l'empire Allemand a adopté ce principe que les mesures limitant la liberté d'industrie dans le but de protéger la vie ou la santé des travailleurs ne peuvent donner lieu à aucune indemnité.

C'est cette théorie qui a triomphé au Reichstag, à l'occasion de la loi interdisant l'emploi du phosphore blanc.

L'indemnité, disait le rapporteur, si elle était admise en pareil cas « créerait un précédent fâcheux qui pourrait entra-
« ver la marche en avant vers les réformes sociales pour la
« protection des travailleurs ».

Dans ce même débat, M. de Posadowski-Wehner, secrétaire d'Etat à l'Intérieur, se montrait encore plus formel et repoussait énergiquement toute indemnité (1).

La nouvelle proposition de M. Paul Beauregard diffère profondément de l'amendement présenté par lui le 30 juin 1905. Son amendement était rédigé de la façon suivante :
« Les fabriques, supprimées du fait de la présente loi, auront

---

(1) Voir Annales de la Chambre des Députés — 9e législature, session ordinaire de 1907, tome II, page 896.

« droit à une indemnité ; il en sera de même des ouvriers « qui se trouveront privés de leur travail par suite de la fer- « meture des usines. Un règlement d'administration pu- « blique indiquera la procédure à suivre par les intéressés « pour obtenir les indemnités susindiquées. »

Il y a quatre ans, M. Beauregard prévoyait donc une indemnité pour les ouvriers, mais son amendement actuel supprime cette indemnité. Or, si on en accorde une aux patrons, il n'y a aucune raison pour la refuser aux ouvriers.

M. Jay, professeur à l'école de droit de Paris, est de cet avis.

M. Charles Gide, à propos de cette même question, montrait, lui aussi, que le droit des ouvriers était au moins aussi fondé que celui des patrons.

M. Paul Beauregard, en 1903, dans sa réponse à M. Trouillot, Ministre du Commerce, allait jusqu'à demander une indemnité pour les ouvriers peintres, les bénéficiaires de la loi.

Il n'y aurait pas de raison alors pour ne pas indemniser l'entrepreneur de peinture, le marchand de couleurs et beaucoup d'autres.

Avec ce système, toute loi votée par la Chambre devra être accompagnée d'un article additionnel, analogue à l'amendement de M. Beauregard, et M. J.-Louis Breton ajoutait :

« Il faudra choisir : ou bien on condamnera le Parle- « ment d'une façon absolue à ne plus faire de réforme « sociale, ou bien on conduira rapidement le pays à la « banqueroute. »

* * *

M. Viviani, Ministre du Travail, prenant la parole, repoussait l'amendement, parce qu'il le considère comme contraire au droit, attentatoire au devoir de l'Etat et dommageable pour les réformes sociales ultérieures.

Ce n'est pas la première fois, disait-il, que la question est soumise à la Chambre ; malgré l'intervention de M. Beauregard en 1903, la Chambre repoussait le principe de l'indemnité.

La thèse de M. Beauregard n'est fondée ni au point de vue économique, ni au point de vue politique, car il n'y a pas ici d'expropriation, à proprement parler.

Pour qu'il y ait paiement d'une indemnité, il ne suffit pas qu'il y ait dommage, il faut qu'il y ait déplacement de la propriété des mains de l'exproprié aux mains de l'expropriant.

Quand un droit de douane est voté, alors même qu'il porte dommage à une industrie, il n'y a pas lieu à indemnité.

Que demande-t-on aujourd'hui ? S'agit-il de fermer les usines et les fabriques ? L'emploi de la céruse est interdit à l'intérieur des bâtiments ; il est licite dans les travaux à l'extérieur.

Y a-t-il là l'expropriation brutale dont on a parlé ?

Quand, en 1879, on a supprimé en Allemagne l'emploi du phosphore blanc et du phosphore jaune, on n'a pas accordé d'indemnité.

En Suisse, on a supprimé, sans verser un centime d'indemnité, la vente libre de l'absinthe.

Dans une proposition de loi sur les logements insalubres, de M. Siegfried, quand il trouve en face de lui un immeuble tout à fait insalubre et impropre à toute habitation, aucune indemnité n'est prévue.

« Le jury n'accorde d'indemnité que pour la valeur du sol et celle des matériaux de démolition. »

M. Beauregard a aussi invoqué le précédent des bureaux de placement. Aucune assimilation n'est d'ailleurs possible entre les bureaux de placement et les industriels de la céruse ; est-ce que ces derniers vont fermer leurs usines?

M. le Ministre du Travail déclarait ensuite qu'il n'a jamais prétendu qu'il suffisait d'accorder des délais à une industrie, pour que l'industrie se trouvât indemnisée. Il a seulement reconnu que les délais s'imposaient, tout en faisant remarquer que les industriels de la céruse ont été avertis dès 1902, par le dépôt du projet de loi de M. Trouillot, Ministre du Commerce.

« Depuis le mois d'octobre 1902, ajoutait M. Viviani, « jusqu'à maintenant, il s'est écoulé près de cinq ans ; il « faut compter ensuite trois ans à dater de la promulgation » de la présente loi, soit huit ans en tout. Voilà un premier » délai, certain quant à son existence et quant à sa durée. « Voici un autre délai, tout aussi certain quant à son exis- « tence, mais indéterminé quant à sa durée : c'est le temps « qui s'écoulera pour le transfert de ce projet de loi au Sénat » et le temps qui sera nécessaire à cette Assemblée pour « l'examiner à nouveau. »

La loi du 9 août 1905 soumet à l'entrepôt obligatoire à Bercy et à la halle aux vins les grands marchands de vin de Paris dans l'intérêt du fisc. Ces commerçants qui, par la nature de leur industrie, sont obligés d'avoir des contrats de loyer à très long terme, ont été contraints de déchirer leurs baux si ceux-ci dépassaient la date du 31 décembre 1915. Leur a-t-on accordé une indemnité ?

M. le Ministre du Travail terminait en montrant que si les réformes sociales, qui avancent « si péniblement sur le « chantier parlementaire, sont encore retardées par des « revendications d'ordre financier et budgétaire, elles fini- « ront par ne plus avancer du tout ».

M. Paul Beauregard prenait de nouveau la parole pour défendre son amendement et combattre les argumentations présentées par le rapporteur de la Commission et M. le Ministre du Travail.

Après l'intervention de M. le Ministre des Finances et de M. Chastenet, M. Pierre Dupuy présentait une disposition additionnelle à l'amendement de M. Paul Beauregard.

Cette disposition était ainsi conçue :

« Il sera pourvu au payement de ces indemnités par « une taxe établie sur les produits destinés à remplacer les

« composés du plomb dans les travaux de la peinture en « bâtiment. »

Ce nouvel amendement s'ajoutait comme troisième paragraphe au texte voté par le Sénat et que soutenait M. Paul Beauregard devant la Chambre.

Mais la Commission, d'accord avec le Gouvernement, repoussait l'article additionnel de M. Beauregard et par 394 voix contre 157 la Chambre refusait d'admettre dans la loi le principe de l'indemnité.

Enfin, l'ensemble du projet était voté par 548 voix contre 3.

La Commission, en même temps, modifiait avec l'assentiment de la Chambre le titre de la loi de la manière suivante :

« Projet de loi sur l'emploi de la céruse dans les tra-« vaux de peinture exécutés à l'intérieur des bâtiments. »

Voici le texte voté par la Chambre et soumis aux prochaines délibérations du Sénat :

Article premier. — Dans les ateliers, chantiers, bâtiments en construction ou en réparation et généralement dans tout lieu de travail où s'exécutent des travaux de peinture en bâtiment, les chefs d'industrie, directeurs ou gérants sont tenus, indépendamment des mesures prescrites en vertu de la loi du 12 juin 1893 sur l'hygiène et la sécurité des travailleurs, de se conformer aux prescriptions suivantes :

Art. 2. — Trois ans après la promulgation de la présente loi, l'emploi de la céruse et de l'huile de lin plombifère sera interdit dans tous les travaux de peinture de quelque nature qu'ils soient, exécutés à l'intérieur des bâtiments.

Art. 3. — L'emploi de la céruse en poudre est interdit dans tous les lieux énumérés à l'article premier et pour tous les travaux de peinture en bâtiment de quelque nature qu'ils soient.

Art. 4. — Toute expédition de céruse en poudre, à sa sortie de l'usine ou à son entrée en France, devra être accompagnée d'un acquit-à-caution délivré par la régie ou par la douane, et qui sera remis par le destinataire à la recette buraliste dans les quarante-huit heures qui suivront l'expiration du délai de transport.

Un règlement d'administration publique, rendu dans les six mois qui suivront la promulgation de la loi, déterminera les formalités à remplir pour la délivrance et la décharge des acquits-à-caution prévus au paragraphe précédent.

Art. 5. — Les inspecteurs du travail sont chargés d'assurer l'exécution de la présente loi. A cet effet, ils ont entrée dans tous les établissements spécifiés à l'article premier. Toutefois, dans le cas où les travaux de peinture sont exécutés dans des locaux habités, les inspecteurs ne pourront pénétrer dans ces locaux qu'après y avoir été autorisés par les personnes qui les occupent.

Art. 6. — Les articles 5, 7, paragraphes 1 et 3, 9 et 12 de la loi du 12 juin 1883 sont applicables à la constatation des contraventions prévues par la présente loi, ainsi qu'à leur répression.

La question de l'indemnité. — Les arguments du Gouvernement.

Après ce rapide exposé de la discussion de la loi devant le Parlement, il convient de reprendre les différents arguments pour ou contre l'indemnité présentés par le Gouvernement, les syndicats ouvriers et les cérusiers.

M. le Ministre du Travail, tant au Sénat qu'à la Chambre, avait basé son argumentation sur les précédents admis, soit par le Parlement français, soit par les Parlements étrangers.

Au Sénat, M. Viviani s'exprima en ces termes :

« Toutes les fois que l'Etat exproprie des citoyens et « qu'il s'apprête non seulement à accaparer les biens de ces « citoyens, mais à jouir des profits engendrés par eux, toutes « les fois qu'il veut se substituer comme propriétaire au pro- « priétaire de la veille, il serait immoral et injuste qu'il ne « versât pas une indemnité.

« C'est ce que l'Etat a fait à l'égard des fabricants d'allu- « mettes, lorsqu'il a substitué son monopole à leur mono- « pole, et lorsque du même coup il a versé très libéralement « entre leurs mains les indemnités nécessaires.

« Toutes les fois que l'Etat exproprie des citoyens pour « cause d'utilité publique, du moment où il s'apprête à reti- « rer de l'opération à laquelle il se livre un profit dont sera « enrichie la collectivité, il est bien naturel qu'il vous verse « une indemnité.

« Mais, lorsque l'Etat poursuit dans une expropriation « non pas l'exercice de son droit, mais l'accomplissement « d'un devoir, lorsqu'il s'apprête non pas à accaparer un « bien pour jouir de ses profits, non pas à créer un monopole « dont il sera bénéficiaire, non pas à créer un service dont « bénéficiera la collectivité, mais à détruire, au nom de l'in- « térêt public, pour l'hygiène publique et pour la sécurité

« générale, une propriété parce qu'elle est la source d'un « fléau, la source d'un mal, est-ce qu'au seuil de la haute « mission dont il est investi, au moment où il va protéger « les individus dont il a la garde, et à travers eux, la géné- « ration qui se prépare à la vie, le Gouvernement doit ver- « ser l'indemnité?... »

* * *

M. Viviani, pour combattre le principe de l'indemnité comme on a pu s'en rendre compte dans le premier chapitre de notre rapport, invoquait l'application de lois et d'arrêtés interdisant ou supprimant certaines industries sans aucune compensation pécuniaire, pour des raisons d'hygiène et de salubrité publiques.

En effet, M. le Ministre du Travail a fait état à l'appui de son argumentation des nombreux précédents suivants que nous exposerons rapidement et en toute impartialité :

Les arrêtés du préfet de la Seine relatifs à l'installation du tout-à-l'égout sans aucune compensation aux propriétaires d'immeubles;

Les mesures d'hygiène et de sécurité imposées à l'industrie et au commerce par la loi des 12 juin 1893, 11 juillet 1903, cause de dépenses considérables en raison du renouvellement de l'outillage et de l'installation;

M. J.-Louis Breton parlait ainsi de cette loi dans son dernier rapport : « Personne, dit-il, n'a jamais prétendu « jusqu'à présent que ces sacrifices faits à l'hygiène et à « la sécurité de l'ouvrier devaient être indemnisés. On « pourrait prendre texte de l'adoption de cette mesure que « nous combattons, pour réclamer une indemnité dans ce « cas particulier. »

Les installations de sécurité exigées dans les mines où le service du contrôle prescrit de forer, au prix de dépenses considérables, de nouveaux puits d'aération et de secours;

La loi du 1er août 1905 sur la répression des fraudes dans la vente des marchandises;

L'article 12 du décret du 15 octobre 1810 qui prévoit la suppression des fabriques et ateliers de première classe, en cas de graves inconvénients pour la salubrité publique, la culture ou l'intérêt général;

Cet article ne prévoit point l'indemnité admise par l'article 17 de la loi du 3 septembre 1791.

Enfin, diverses ordonnances des préfets de police de la Seine, MM. Andrieux, Lozé, Camescasse, interdisant par la voie d'un simple arrêté, tous les composés du plomb destinés à purifier les boissons ou à adoucir les liqueurs et les boissons fermentées.

Mais M. le Ministre du Travail réservait des exemples plus « typiques », selon l'expression de M. J.-Louis Breton, exemples visant tout d'abord la fabrication des vins de raisins secs :

« J'avais invoqué, disait-il (1), devant le Sénat, ce pré-
« cédent formidable : lorsque le Midi a été ravagé par le
« phylloxera, une industrie a point à l'horizon : l'industrie
« des vins de raisins secs. En 1890, cette industrie était
« si prospère qu'elle avait apporté sur le marché 3.669.000
« hectolitres. Sur les réclamations des viticulteurs, on a
« tellement frappé cette industrie qu'elle a dû disparaître.
« Aucune indemnité n'a été versée. Et quand l'honorable
« M. Beauregard, par un argument général qui circulait
« dans son discours, disait : « On a commis, ce jour-là, une
« iniquité », l'honorable M. Beauregard se détournait de
« la question et la résolvait par elle-même. Il ne suffit
« pas de dire que tel acte législatif est injuste, il faut le
« démontrer... ».

Puis la loi de 1905, dont l'article 9 oblige les marchands de vins en gros de Paris à venir s'installer dans un entre-

(1) Annales de la Chambre des Députés, séance du 2 juillet 1907.

pôt obligatoire, les forçant à quitter leur domicile pour aller à Bercy ou au quai Saint-Bernard.

La loi Siegfried relative à l'expropriation pour cause d'insalubrité publique et dont l'auteur prévoit l'indemnité sous trois catégories différentes :

1° Lorsque le revenu de l'immeuble ou des locaux loués est majoré par suite de l'entassement des habitants dans des conditions manifestement insalubres, « le jury fixe l'indem-« nité d'après le revenu que le propriétaire aurait tiré de « l'immeuble ou des locaux loués, si le nombre des locataires « n'avait pas dépassé le chiffre qu'eussent permis les règles « de l'hygiène ;

« 2° L'immeuble ou les locaux loués ne peuvent-ils « devenir habitables dans des conditions de salubrité nor-« male que moyennant certaines modifications, réfections « ou réparations indispensables pour en faire cesser l'insa-« lubrité, le jury déduit de l'indemnité la somme qui eût « été nécessaire pour mettre l'immeuble ou les locaux loués « en état d'habitation salubre »;

3° Si l'immeuble ou les locaux loués sont impropres à toute habitation, « le jury n'accorde d'indemnité que pour « la valeur du sol et celle des matériaux de démolition ».

Et dans son discours à la Chambre (1), M. le Ministre du Travail, en citant cette dernière loi, ajoutait :

« Si bien que lorsque M. Siegfried trouve en face de lui « un immeuble déclaré tellement insalubre qu'il est im-« propre à toute habitation, aucune indemnité n'est donnée « pour cet immeuble qui est pourtant pris à son proprié-« taire..... On lui prend l'immeuble qui lui appartient, « parce qu'il est insalubre ; il aurait le droit d'avoir une in-« demnité; on la lui refuse. La question du sol reste de « côté juridiquement. »

Dans cette même discussion, M. Viviani, répondant à

(1) Séance du 2 juillet 1907

M. Paul Beauregard, écartait du débat la loi concernant la suppression des bureaux de placement privés, le Parlement ayant voté, sur cette question, le principe de l'indemnité, mais dans des conditions toutes différentes de celle qui nous occupe actuellement.

« Au moment où cette loi a été promulguée, disait le Mi-« nistre, il y avait en France 1.460 bureaux de placement. « La loi a donné aux municipalités le droit, en payant une « indemnité, de fermer les bureaux de placement. Je crois « que, depuis la promulgation de la loi, la ville de Paris en « a profité pour racheter 60 bureaux de placement, et je « ne crois pas que, dans la France entière, les bureaux de « placement expropriés avec versement d'une indemnité « soient plus de 200. Cependant un grand nombre de bu-« reaux de placement ont disparu, sans qu'une indemnité « leur ait été versée.....

« Bon nombre de bureaux de placement avaient annexé « au bureau de placement proprement dit un débit de bois-« sons. La loi a décidé que certes on ne pourrait pas fermer « le bureau de placement sans indemnité, mais qu'on fer-« merait le débit sans verser un centime. Comment! un pla-« ceur, usant des droits de son pays, a créé un débit de « boissons et l'a achalandé, il est propriétaire d'un fonds de « commerce, comment lui fait-on fermer son débit sans lui « donner un centime ? On l'a fait cependant, et de ce chef « beaucoup de bureaux de placement qui vivaient de l'an-« nexion et du cumul de ce commerce et de cette industrie « ont été obligés de fermer..... »

En résumé, il n'y aurait d'après le Gouvernement aucune assimilation possible entre la situation des bureaux de placement et la situation des fabricants de céruse.

Le Ministre des Finances associait ses efforts à ceux de M. Viviani pour amener le rejet de toute indemnité.

Répondant à M. Paul Beauregard qui soutenait l'amendement additionnel de M. Pierre Dupuy pour l'établissement d'une taxe sur le blanc de zinc, de façon à indemniser l'État des sacrifices qu'il consentirait en faveur des fabricants de céruse, M. Caillaux reprenait la question de la saccharine dont la vente a été interdite à tout négociant ou débitant sans indemnité, sauf aux pharmaciens qui ne peuvent délivrer ce produit que contre ordonnance du médecin.

« M. Rouvier, à propos de la saccharine, disait (nous « reproduisons les paroles de M. le Ministre des Finances) « de la façon la plus énergique et en termes très nets, dans « une lettre rendue publique, qu'il n'y avait pas lieu d'al- « louer une indemnité aux fabricants de ce produit. La loi, « écrivait-il, n'a pas interdit la fabrication de la saccharine, « elle s'est bornée, dans l'intérêt de l'hygiène publique et « des finances de l'Etat, à édicter, à l'égard de cette substance, « des mesures analogues à celles prises à diverses époques « vis-à-vis de plusieurs industries et, en dernier lieu, vis-à- « vis des fabricants de vins de raisins secs et de phosphore « auxquels aucune indemnité n'a jamais été allouée. »

L'exposé des motifs du projet de loi sur la prohibition presque complète de la saccharine, déposé le 16 novembre 1899 par le Gouvernement, débutait ainsi :

« Le développement qu'a pris, dans ces dernières années, la fabrication de la saccharine a appelé l'attention sur le préjudice que pouvait causer à l'industrie sucrière et au Trésor l'emploi de cette substance dans les produits alimentaires, ainsi que sur le danger qui pouvait en résulter pour la santé publique (1). »

Puis, après avoir rappelé les usages de la saccharine employée dans la préparation de divers produits alimentaires, l'exposé des motifs du projet du Gouvernement ajoutait :

« Il a paru, en conséquence, qu'il y avait lieu de soumettre la fabrication et la vente de la saccharine et des substances analogues à une réglementation, en vue de protéger la santé publique et de sauvegarder en même temps les inté-

(1) Projet de loi sur la fabrication et l'emploi de la saccharine, 7° lég., n° 1192.

rêts de l'agriculture, de l'industrie sucrière et du Trésor. Si l'on tient compte, en effet, que la saccharine possède un pouvoir sucrant équivalant à trois cents fois, et, d'après certaines évaluations, à cinq cents fois celui du sucre, on voit combien graves peuvent être pour les finances de l'État, pour l'agriculture et pour l'industrie sucrière les conséquences de la substitution de la saccharine au sucre dans l'alimentation. »

Le Parlement n'hésita pas à supprimer tous les usages industriels de la saccharine et à restreindre son emploi aux quantités pouvant être utilisées en thérapeutique. Quant aux indemnités à payer aux fabricants du produit interdit, il n'en fut nullement question au moment du vote de cette loi et lorsque les industriels lésés exposèrent au Ministre des Finances d'alors les dommages qui leur étaient causés, M. Rouvier leur fit la réponse que nous avons donnée plus haut.

M. J.-Louis Breton, dans son discours du 2 juillet 1907 à la Chambre des Députés, après avoir comparé l'exemple de l'interdiction de la saccharine à la réglementation de la céruse, ajoutait :

« En tout cas, s'il pouvait être question d'indemnité » lorsqu'un dommage indirect est causé à des industriels par » des mesures législatives, cette indemnité eût été infiniment » plus justifiée pour les fabricants de saccharine qu'elle ne » le serait pour les fabricants de céruse..... La loi sur la » saccharine avait pour objet la défense des intérêts particu- » liers de certains agriculteurs et des fabricants de sucre » ainsi que les intérêts des finances de l'État. Le projet de » loi sur l'interdiction et l'emploi de la céruse dans les tra- » vaux de peinture ne vise plus la sauvegarde d'intérêts pécu- » niaires, mais simplement la protection de vies humaines. » C'est la seule différence. Serait-ce par hasard moins inté- » ressant ? ».

Toutes les garanties furent prises pour assurer l'application de la loi visant la saccharine ; et les usines de ce produit furent placées entièrement sous le contrôle de la régie, organisé aux frais des fabricants.

*
* *

Après ces divers exemples empruntés à la législation française, les représentants du Gouvernement et le rapporteur de la loi devant la Chambre des Députés ont commenté à la tribune les précédents analogues à ceux que nous venons de citer, tant en Allemagne pour le phosphore blanc ou jaune dans la fabrication des allumettes, qu'en Suisse pour l'interdiction de l'absinthe dans le canton de Vaud.

En effet, dans une motion, votée le 27 juin 1879, le Reichstag invitait le Gouvernement à interdire l'emploi du phosphore blanc pour la fabrication des allumettes, par suite de l'action néfaste de ce produit sur la santé des ouvriers occupés à cette fabrication.

Une Commission fut nommée et, tout en déclarant que cette interdiction était le moyen le plus simple et le plus efficace de combattre la nécrose, elle pensa que ce fléau pouvait néanmoins être enrayé par des mesures d'hygiène et des précautions spéciales imposées aux industriels (1).

Or, prévoyant les objections, l'exposé des motifs de ce projet examinait la question des indemnités qui pourraient être demandées par les industriels frappés par cette mesure d'hygiène ouvrière ; il reconnaissait : « que l'existence de « quelques petites usines était menacée, les propriétaires « n'ayant pas les moyens de transformer leur matériel en « vue de la fabrication d'allumettes de sûreté.

« Toutefois, ajoutait le Gouvernement Allemand, dans « la situation actuelle, il ne nous paraît pas que l'interdiction

(1) Rapport Breton, n° 799. — 9e législature, 1907.

« de l'emploi du phosphore blanc puisse donner lieu à une « indemnité au profit des exploitants. Une telle indemnité « n'a jamais été accordée pour des limitations à la liberté de « l'industrie nécessaires pour protéger la vie et la santé des « travailleurs. »

Un amendement fut déposé au Reichstag en vue d'allouer aux intéressés une indemnité égale à trois fois leur gain annuel, fixé par les bilans des années précédentes, sous cette condition que les industriels étaient tenus de donner à leurs employés et ouvriers une indemnité égale, pour les ouvriers, à trois mois de salaires et, pour les employés, à six mois (1).

La Commission repoussa cet amendement.

« Le Gouvernement, dit-elle dans ses conclusions, combat toute idée d'indemnité. L'interdiction proposée étant purement et simplement une mesure de salubrité publique, il ne peut y avoir lieu à indemnité ; le Gouvernement n'est pas arrêté actuellement par des difficultés d'ordre financier, mais par le danger d'un tel précédent, au sujet de toutes les mesures qu'il pourrait prendre pour sauvegarder la santé ouvrière. Si l'on voulait procéder ainsi, il faudrait, quand on limite la durée du travail des enfants, indemniser les parents du préjudice qu'on leur cause.

« A la suite de cette discussion, plusieurs commissaires ont ajouté quelques observations appuyant l'opinion du Gouvernement.

« A notre avis, les fabricants ne peuvent se plaindre de la mesure actuelle, car les procédés industriels qu'ils emploient actuellement, procédés si dangereux pour les travailleurs, devraient être interdits depuis longtemps.

« De l'avis de la grande majorité des membres de la Commission, l'amendement proposé n'a pas un caractère pratique ; si on entrait dans la voie des indemnités, il serait juste de ne pas compenser le seul préjudice des industriels

(1) *Journal Officiel*. Séance de la Chambre du 2 juillet 1907.

qu'il vise, mais de tous ceux qui fabriquent des allumettes au phosphore blanc ; il serait juste aussi d'indemniser les industries auxiliaires, pratiquées généralement par de pauvres gens qui trouveront difficilement à s'employer ailleurs ; on voit donc dans quelle voie le Gouvernement serait obligé d'entrer.

« Pour toutes ces considérations, l'avis du Gouvernement a prévalu. »

Dans la discussion, le rapporteur, tout en déclarant que le nombre des victimes du phosphore était peu élevé mais suffisant pour justifier le projet du Gouvernement impérial, démontrait l'impossibilité d'admettre le principe de l'indemnité.

« Une indemnité, dit-il, pour l'interdiction de la vente et de la fabrication des allumettes au phosphore blanc n'est à accorder ni aux fabricants, ni aux ouvriers. Sur cette question, la majorité de la Commission est d'accord avec les Gouvernements fédéraux, parce qu'il s'agit d'une réforme sociale, parce qu'il s'agit d'une interdiction nécessaire pour épargner la santé des travailleurs et parce que l'on créerait un précédent fâcheux qui pourrait entraver la marche en avant vers les réformes sociales pour la protection des travailleurs. »

Dans ce même débat, M. de Posadowski-Wehner, Secrétaire d'État à l'Intérieur, repoussait en ces termes toute indemnité.

« En ce qui concerne les indemnités, nous arrivons au point principal. Personne n'a le droit de pratiquer une industrie au détriment de la vie et de la santé de son prochain ; surtout lorsque l'objet fabriqué ne représente pas une nécessité ou peut être fabriqué d'une façon inoffensive.

« Messieurs, nous avons différentes industries auxquelles nous avons imposé les sacrifices les plus lourds pour la prévoyance contre les accidents, nous avons exigé des prescriptions onéreuses pour la fabrication. Je ne citerai comme exemple que les précautions imposées aux usines où on travaille les crins, les soies de porcs, aux fabriques ayant installé des accumulateurs.

« Je me rappelle que le Reichstag, comme conclusion à un débat, exprimait le vœu que les règlements, relatifs à l'exploitation des fonderies, édictés par le Gouvernement, entrent en vigueur le plus tôt possible.

« Aussi, les fonderies ont été obligées de modifier considérablement leurs procédés ; elles ont été obligées de construire de nouveaux bâtiments, très coûteux, et cependant personne n'est venu ici proposer d'accorder une indemnité à leurs propriétaires.

« Si vous vous arrêtez à cette idée principale d'accorder une indemnité à tous ceux qui auraient à subir un certain préjudice, par suite du vote de certaines lois destinées à protéger la vie et la santé des travailleurs, il me semble tout à fait clair que vous aurez à renoncer à votre politique de réformes sociales. Car, alors, nous devrions payer de sommes fabuleuses toute réforme établie en faveur de la santé ouvrière, ce qu'aucun pays n'a encore fait et ce que les Gouvernements fédérés ne feront pas non plus.....

« D'une façon encore plus positive, je déclare que les Gouvernements fédérés ne donneront jamais leur agrément à cette loi amendée d'un droit d'indemnité, car cela signifierait l'abandon de toute notre politique en matière de réformes comme le renoncement à tout progrès social. »

Le Reichstag vota, dans son intégralité, le projet de loi déposé par le Gouvernement.

Nous devons faire pourtant remarquer que si le comte Posadowsky-Wehner repoussait tout dédommagement en faveur des industries du phosphore blanc et jaune, c'est que d'accord avec la Commission les Gouvernements fédérés avaient acheté une patente pour la fabrication d'une nouvelle pâte qui serait mise gratuitement à la disposition des fabricants. Ceux-ci pourraient donc continuer la fabrication des allumettes, sans de grands et coûteux remaniements pour la transformation de leur outillage.

Nous retrouverons cette observation dans le mémoire des producteurs de céruse qui a été publié après la dernière discussion de la loi devant la Chambre des Députés.

*
* *

La loi portant l'interdiction de la vente de l'absinthe dans le canton de Vaud entrait en vigueur le 1er janvier 1907, après avoir été confirmée par un référendum.

Cette loi ne stipule aucune indemnité en faveur des industriels et commerçants atteints par cette mesure législative.

*
* *

Nous terminerons cet exposé de précédents favorables au texte défendu par le Gouvernement par la citation suivante de M. le Ministre des Finances lors de la discussion sénatoriale :

« Je voudrais néanmoins — et il est de mon devoir de le faire — appeler l'attention du Sénat sur la gravité du précédent qu'on lui demande de créer.

« Y a-t-il un précédent, de quelque nature que ce soit, pour attribuer des indemnités à des fabricants dont l'industrie n'est pas supprimée, dont le champ d'expansion est simplement réduit? Je n'en connais pas. Je connais au contraire mille et mille cas dans lesquels, par la loi — pour répondre à un intérêt public, intérêt de fiscalité, intérêt de distribution de la richesse publique, intérêt de sécurité — on a réduit, on a entravé le champ d'expansion d'une industrie.

La question de l'indemnité et les Syndicats d'ouvriers peintres.

Lorsque les syndicats d'ouvriers peintres prirent l'initiative de la campagne anticérusienne, leurs revendications ne comportaient pas la question de l'indemnité qui ne devait apparaître que quelques mois après, au cours des débats parlementaires.

S'inspirant des délibérations de la Chambre de commerce de Lille (19 décembre 1902), et de la Chambre syndicale des produits chimiques de Paris (10 décembre 1902), MM. Noël, Paul Beauregard, Bonté et de Castelnau, déposèrent, lors de la discussion du projet de loi à la Chambre, le 30 juin 1903, l'article additionnel suivant :

« Les fabriques, supprimées du fait de la présente loi, auront droit à une indemnité.

« Il en sera de même des ouvriers qui se trouveront privés de leur travail par suite de la fermeture des usines.

« Un règlement d'administration publique indiquera la procédure à suivre par les intéressés pour obtenir les indemnités sus-indiquées. »

Répondant à MM. Trouillot, Ministre du Commerce et Jules-Louis Breton, rapporteur, M. Paul Beauregard terminait ainsi son argumentation :

« Il subsistera aussi (l'article additionnel) pour les « ouvriers dont un certain nombre vont se trouver dans un « grand embarras. Le travail de la peinture au blanc de zinc « n'est pas le même que celui de la peinture au blanc de « céruse, et les ouvriers un peu âgés ne peuvent commencer « un nouvel apprentissage.

« Mon article sera donc toujours utile pour ceux-là. Je

« vous demande de le voter d'abord pour l'utilité qu'il aura,
« et ensuite pour affirmer un principe nécessaire » (1).

La Chambre repoussa cet article additionnel ; mais cette question était reprise trois années après devant le Sénat par M. Charles Prevet qui demandait que les ouvriers, comme les patrons, bénéficient de l'indemnité.

« Et qui donc en souffrira? » disait-il, en parlant de l'interdiction de la céruse dans les travaux intérieurs? « les « industriels français, auxquels je puis bien ajouter les « ouvriers français, dont on ne parle pas, car il s'agit également d'eux dans cette question d'indemnité. »

Le droit des ouvriers est, d'autre part, dans certains cas, nettement établi par les plus hautes autorités juridiques.

Parlant des indemnités qui pourraient être accordées aux fabricants d'absinthe, et qu'il trouvait injustifiées, M. Jay, professeur de législation industrielle à la Faculté de droit de Paris, disait de son côté :

« En tout cas, les ouvriers ont, à mon avis, au moins « autant de droit à l'indemnité que les patrons. Ils sont un « facteur nécessaire de la production au même titre que leurs « employeurs et auraient, le cas échéant, un droit au moins « égal à un dédommagement (2). »

M. Charles Gide, professeur d'économie sociale à la Faculté de droit de Paris, montrait, lui aussi, que le droit des ouvriers à une indemnité était au moins aussi fondé que celui des patrons.

« Mais si le droit à l'indemnité est reconnu aux fabricants, j'estime en effet qu'il doit être reconnu aussi aux ouvriers. Légalement, ils n'ont droit à rien, car il n'est pas admis en droit qu'un ouvrier qui perd sa place subisse une expropriation donnant droit à des dommages-intérêts; mais si on abandonne le terrain du droit strict pour se placer sur celui de l'équité, on devra reconnaître que la situation de

(1) *Journal Officiel* du 13 juillet 1903.
(2) Interview de M. Jay, *Journal de Pontarlier* du 10 février 1907.

l'ouvrier, dans l'espèce, est bien plus digne d'intérêt que celle du patron — non point seulement parce qu'il va se retrouver aussi pauvre que ci-devant, tandis que le fabricant va se retirer fortune faite — mais surtout parce que, n'ayant joué dans la production que le rôle d'un instrument, il n'est point responsable des désastres que cette funeste industrie a causés au pays, tandis que le fabricant, lui, en ayant pris l'initiative et en ayant tiré profit, en porte la responsabilité tout entière. Et, à vrai dire, si, lorsqu'on fera le compte de l'indemnité qui pourra leur être attribuée, on déduisait toutes les ruines dont ils ont été les auteurs, ce compte se balancerait par un gros solde à leur débit » (1).

Les avis sont très partagés.

Lorsque M. J.-Louis Breton, dans son dernier rapport, concluait que les ouvriers travaillant dans les usines de céruse, pas plus que les patrons qui exploitent ces usines, n'ont droit à indemnité pour une loi qui ne les vise pas, et ne peut les atteindre que d'une façon indirecte, il étayait son opinion sur les arguments invoqués par M. Yves Guyot, dans le *Gil Blas* du 11 mars 1907.

« Quant à l'indemnité aux ouvriers, disait M. Yves Guyot, dans son interview, elle est inadmissible en droit. La loi ne reconnaît pas de dommages indirects. Vous n'allouez pas d'indemnité à l'auberge qui se trouve ruinée par la construction d'une nouvelle route. Vous n'indemnisez pas les diligences supprimées par les chemins de fer. »

Et parlant de la déclaration de M. Jay, il ajoutait :

« C'est la théorie des dommages indirects professée par « un professeur de droit! Mais alors le chemin de fer qui « amène de l'alcool à la fabrique et qui en rapporte les pro- « duits a droit aussi à l'indemnité? Le fabricant d'alcool qui « vendait de l'alcool à l'usine a droit à une indemnité? Le « fabricant de bouteilles qui vendait des bouteilles, le mar- « chand de bouchons, le fabricant d'étiquettes qui vendait « des étiquettes, tous ont droit à des indemnités!... »

(1) Charles Gide. Lettre au *Journal de Pontarlier*, 27 janvier 1907.

*
* *

Ainsi depuis six ans, la loi sur l'emploi de la céruse se trouve en suspens devant le Parlement.

Ces six années d'attente ont permis aux amis et aux adversaires de la céruse de porter la question devant l'opinion publique.

Les fabricants n'ont rien négligé pour défendre leur cause.

Les syndicats d'ouvriers peintres ont mené de leur côté une campagne des plus actives par la voie des journaux, par des réunions présidées par les plus hautes sommités médicales et politiques.

M. Georges Clemenceau publiait dans *L'Aurore* toute une série d'articles contre le blanc de céruse, dans lesquels on retrouve la verve caustique, l'ironie mordante et la précision qui font de lui le puissant écrivain et le brillant orateur que l'on sait.

Pour démêler l'écheveau des affirmations contradictoires sur la nocivité des composés du plomb, M. Dubief, Ministre du Commerce et de l'Industrie, prenait, le 3 novembre 1905, un arrêté chargeant M. le docteur Mosny, médecin de l'hôpital Saint-Antoine, membre de la Société de médecine des hôpitaux, « d'une mission ayant pour objet de recueillir, auprès des médecins chargés des services hospitaliers, des renseignements sur les manifestations récentes ou tardives du saturnisme observées dans les hôpitaux (1).

(1) Un questionnaire très détaillé a été adressé aux médecins des hôpitaux de toutes les villes importantes ; M. le docteur Mosny n'a encore recueilli qu'un nombre très restreint de réponses.

L'Opinion des Ouvriers.

Le projet voté le 2 juillet 1907, en supprimant tout principe d'indemnité et en interdisant l'emploi de la céruse dans les travaux intérieurs, n'a donné qu'une insuffisante satisfaction aux adversaires de la céruse.

Certes, il réalise une première réforme en restreignant l'utilisation d'un produit dangereux ; il ne répond cependant pas aux vœux exprimés par les syndicats d'ouvriers peintres.

En effet, une délégation de la Chambre syndicale des peintres et ouvriers du bâtiment du département de la Seine, dans sa déposition devant votre Commission, le 28 novembre 1907, repoussait ce projet, ne le trouvant pas assez restrictif.

Le secrétaire de cette chambre syndicale, parlant au nom de ses camarades, déclarait, en effet, que la loi votée par la Chambre ne pouvait bénéficier aux ouvriers peintres ; l'application en demeurerait lettre morte, toute surveillance étant impossible sur les chantiers. L'interdiction de l'emploi de la céruse devait être absolue, aussi bien pour les travaux extérieurs qu'intérieurs ; la suppression complète de ce produit était indispensable pour sauvegarder la santé des ouvriers.

Il ajoutait même que si l'on ne pouvait obtenir satisfaction par les pouvoirs législatifs, l'action corporative arriverait à supprimer l'emploi de la céruse par une pression sur les clients, les architectes et les petits patrons, dont un certain nombre seraient déjà acquis à la cause des ouvriers.

Ainsi les intéressés semblaient repousser la loi parce qu'une interdiction partielle ne pouvait leur donner satisfaction. Ces protestations émanaient, il est vrai, d'une minorité.

Deux mois après cette audition, votre Commission recevait de nombreuses Chambres syndicales du bâtiment l'ordre du jour type suivant :

ORDRE DU JOUR

Les membres de la Chambre syndicale des ouvriers du bâtiment, réunis en Assemblée générale le...

Considérant que la *céruse* par sa nocivité empoisonne tous ceux qui sont appelés à l'employer, ainsi qu'il a été démontré et prouvé par les plus grandes sommités du monde médical;

Considérant que, malgré ces preuves irréfutables et le souci que tout être humain doit avoir pour la vie de son semblable, nombreuses sont encore les victimes de ce produit;

Regrettent que les membres de la *Haute Assemblée* n'aient pas cru devoir supprimer le trop fameux poison;

Insistent à nouveau près de la *Commission sénatoriale* des composés du plomb, pour mener à bonne fin la discussion et le vote du nouveau projet de *loi*, adopté par la *Chambre*.

Ordre du jour adopté à l'unanimité le 1908.

Timbre du Syndicat. *Le Président de Séance.*

Cet ordre du jour, venant après la déposition faite devant la Commission sénatoriale, semblerait indiquer un manque d'entente parmi cette classe laborieuse, exposée chaque jour par son travail aux atteintes du saturnisme.

Aux intransigeants, partisans du « tout ou rien », les sages répondent avec le fabuliste qu' « un tiens vaut mieux que deux tu l'auras » ; ils acceptent le projet de loi voté par la Chambre, ils demandent au Sénat de le voter. Mais il est un point sur lequel les syndiqués sont unanimes : c'est l'opposition formelle à toute indemnité.

La question de l'indemnité et les fabricants de céruse.

Dès le début de la campagne contre le céruse, ce furent naturellement les fabricants de ce produit, qui protestèrent contre le projet de loi.

A cette opposition adhérèrent un grand nombre d'entrepreneurs de peinture. Sur l'instigation de M. Ciroux, ils provoquèrent l'enquête de la Chambre syndicale des entrepreneurs de Bordeaux, que notre ancien collègue, M. A. Treille a si longuement analysée dans son volumineux rapport.

La question de l'indemnité n'avait donc pas encore pris l'ampleur actuelle, et les intéressés ne cherchaient pour l'instant qu'à démontrer l'exagération des accidents attribués au saturnisme.

*
* *

Les années s'écoulèrent en controverses, et les cérusiers constatant la volonté du Parlement d'interdire l'emploi de la céruse pour les travaux intérieurs portèrent alors tous leurs efforts sur la question de l'indemnité.

Le Sénat leur donna gain de cause.

Mais la Chambre repoussant pour la seconde fois, en juillet 1907, à une forte majorité, toute compensation pécuniaire et cette question devant être soumise de nouveau à vos délibérations, il est donc nécessaire que nous examinions rapidement les arguments présentés depuis six mois par les cérusiers.

*
* *

La thèse soutenue par M. Paul Beauregard dans son dernier discours à la Chambre des Députés a été reprise et amplifiée dans une brochure récente parue sous le titre de : *La céruse devant le Sénat : la question de l'indemnité, mémoire présenté par les producteurs de céruse.*

Elle a été résumée dans la déposition faite par une délégation des cérusiers devant la Commission sénatoriale le 5 décembre 1907. Ils appuient leur argumentation sur les débats auxquels a donné lieu la discussion de la loi. M. le Ministre du Travail avait émis l'avis que ces industriels étaient prévenus officiellement depuis le 1er juillet 1902, date du dépôt du projet de loi ; à ce délai s'ajoute la période de trois ans nécessaire pour la mise en vigueur de la loi, sans parler du temps indispensable au Sénat pour un nouvel examen du texte de la Chambre.

Après avoir rappelé la réponse de M. Paul Beauregard, les cérusiers opposent à M. Viviani le dilemme suivant :

« Ou les discussions qui auront précédé la promulgation « de la loi sont sans valeur positive, et alors au moment de « l'interdiction le préjudice restera entier ;

« Ou ces discussions auront constitué une menace « effective, dont les industriels auront dû tenir compte, mais « alors on reconnaît par là même le préjudice considérable « déjà causé :

« 1° Par l'incertitude perpétuelle du lendemain, qui « paralyse l'industrie, multiplie les faux-frais, détruit le « bénéfice et supprime, par conséquent, toute possibilité « d'amortissement ;

« 2° Par la dépréciation, aux yeux des tiers, de la pro- « priété, toujours menacée par la loi, ce qui implique « l'impossibilité absolue de trouver soit un associé, soit « un acquéreur ;

« 3° Enfin, par la transmission possible en héritage aux « membres d'une famille, d'un patrimoine industriel hier « important, demain peut-être anéanti. »

Puis, après avoir étudié la transformation de leurs usines et envisagé les moyens de lutter efficacement contre la concurrence par « le transfert de l'industrie dans d'autres régions à proximité des points d'extraction du minerai de zinc », selon l'expression très juste de M. J.-Louis Breton, les fabricants résument ainsi leur situation :

Suppression de fait, par le projet de loi, de l'industrie de la céruse;

Construction et dépenses considérables d'usines neuves de blanc de zinc;

Concurrence impossible ou ruineuse avec l'étranger.

M. le Ministre du Travail avait repoussé le principe de l'indemnité, qui ne serait due selon lui qu'en cas d'expropriation, et soutenu que les fabricants de céruse ne subissent pas par la loi actuelle une véritable expropriation pour cause d'utilité publique, telle qu'elle est prévue par la loi de 1841; ses adversaires lui opposent une thèse contraire établie par M. Berthélemy dans son *Traité de Droit administratif* :

« Pour qu'il y ait expropriation, il faut qu'il y ait dé-« possession. Cette règle doit nous servir à distinguer « l'expropriation d'actes de même nature excusables pour « les mêmes raisons, mais indemnisés d'une autre manière.

« Tels sont, en particulier, les dommages permanents « causés à la propriété par l'exécution de travaux publics.

« On verra ultérieurement que ces dommages donnent lieu à réparation.

« Cette réparation est évaluée, aux termes des lois de « 1790, de l'an VIII et du 16 septembre 1807, par les Conseils « de préfecture (1) ».

Et à l'appui de l'affirmation de M. Berthélemy, les cérusiers citent un autre exemple pris dans un ordre d'idées tout à fait différent.

Chaque année, une somme importante est inscrite au budget sous la rubrique suivante :

---

(1). Berthélemy.— *Traité de Droit administratif.*— 1re édition, p. 544.

« Indemnité pour abatage d'animaux et saisies de vian-
« des provenant d'animaux tuberculeux, ainsi que d'animaux
« abattus pour cause de morve et inoculations préventives
« effectuées par mesure administrative. »

Il s'agirait donc ici, selon la pensée des fabricants, comme dans le cas de la céruse, de la destruction d'un actif industriel, l'Etat au nom de l'hygiène anéantissant la valeur d'un bien entre les mains de son possesseur.

Les indemnités pour abatage d'animaux ont atteint en 1906 : 1.319 000 francs et elles se renouvellent chaque année. La dépense exigée par l'indemnisation des fabricants de céruse ne représenterait pas selon eux le capital d'une pareille rente. Et, pour la justification de leur thèse, ils se servent de l'argumentation soutenue par M. Simonet dans son *Traité de Droit public et administratif* (1) :

« En droit administratif la théorie des dommages est
« bien plus large (qu'en droit civil).

« Chargée de pourvoir à la satisfaction des divers inté-
« rêts sociaux, l'Administration est investie de droits que
« ne peuvent avoir les particuliers, les uns vis-à-vis des au-
« tres ; elle peut, en vue de procurer un avantage à la collec-
« tivité, accomplir, dans certains cas, des faits nuisibles à
« quelques citoyens ; mais alors, elle doit les indemniser du
« préjudice qu'ils ont éprouvé. »

M. Martin de Saint-Léon, à l'Association nationale pour la protection légale des travailleurs, envisageant les conditions particulières dans lesquelles se trouve l'industrie menacée, s'exprimait ainsi :

« S'il y a des intérêts particuliers gravement atteints, il
« me paraît que l'État devrait indemniser les industriels
« lésés par la prohibition que l'on propose. Il y a là en
« quelque sorte une expropriation pour cause de santé
« publique, et il est de principe que des indemnités sont

(1) Simonet, *Traité élémentaire de droit administratif*, page 534.

« dues à tous les expropriés. Il peut y avoir eu des indus-
« triels qui, *sur la foi de la législation existante*, aient
« créé une fabrique de céruse, alors que l'on considérait
« qu'il n'y avait pas danger à employer ce produit. Qui doit
« en être responsable? La responsabilité doit-elle retomber
« tout entière sur les industriels, ou doit-elle être répartie
« sur la collectivité?

« Tout est là.

« Jusqu'ici l'emploi de la céruse était jugé licite, puis-
« que la loi ne renfermait aucune prohibition à cet égard.
« Une fabrique de céruse pouvait sans difficulté être cédée à
« titre gratuit et onéreux. L'État sanctionnait même en
« quelque sorte cette industrie en la soumettant à la
« patente.

« On arrive aujourd'hui à une conception nouvelle,
« justifiée, c'est entendu. Mais qui doit supporter les consé-
« quences de cette nouvelle conception? Est-ce un petit
« nombre d'individus — les exploitants actuels des établis-
« sements à fermer — ou la société tout entière? »

Il s'agit donc, d'après les intéressés, d'interdire à l'immense majorité des consommateurs un produit qu'ils jugent indispensable.

Nous laissons ici la parole aux cérusiers, nous bornant à traduire le plus succinctement possible et en toute impartialité leurs revendications, comme nous l'avons fait dans le cours de ce rapport pour les défenseurs de la loi.

« Sans aucun fait nouveau, disent-ils dans leur brochure », au nom seulement d'une politique nouvelle, l'État
« décide aujourd'hui que les peintres pourront et devront
« considérer comme négligeables la difficulté d'emploi, l'in-
« fériorité de conservation de l'oxyde de zinc; alors que
« l'État, en 1850, avait proclamé le contraire...

« ... Si donc c'est un devoir général de justice pour
« l'État de réparer toute atteinte à la propriété privée, les
« conditions particulières dans lesquelles se présente l'in-
« dustrie de la céruse rendent plus impérieuses encore pour
« lui l'obligation de réparer le dommage dont il la menace. »

Puis passant en revue pour les démolir tous les précédents invoqués par M. le Ministre du Travail, ils renvoient M. le Ministre des Finances qui, par une interruption au discours de M. Paul Beauregard (Chambre, 2 juillet 1907), déclarait que la fabrication des vins de raisins secs n'était pas une fraude, au texte de la séance du 31 octobre 1896. M. le Rapporteur de la loi sur la mévente des vins disait alors :

« Les causes de la mévente des vins sont multiples, « mais tout le monde est d'accord pour reconnaître que la « principale, celle d'où viennent les trois quarts du mal au « moins, c'est la *fraude* commise en France dans une très « large mesure, cela personne ne le met en doute, *grâce* « *aux vins artificiels*...

« Ces fabricants de *vins de raisins secs*, à quoi destinent-ils leurs produits ? Ils vont se charger de nous « l'apprendre, et cela avec une forte dose de naïveté et de « candeur.

. . . .

« Nous faisons, disent-ils, des vins de raisins secs à très « bas degrés; on ne pourra pas dire que ce soit de l'eau, et « pour tourner la loi, les négociants n'ont qu'à venir dans « nos fabriques chercher nos produits. » (*Mouvements divers*.)

. . . .

« Je ne crois pas qu'il soit possible d'être plus net et plus sincère. »

Les fabricants de vins de raisins secs demandent au commerce de prendre leur cause en mains parce que, disent-ils aux commerçants, « avec nos vins à bas degré, « vous tournez complètement la loi sur le mouillage sans « encourir aucune pénalité.

. . . .

« La viticulture vous demande de lui donner des armes « qui lui permettent de lutter contre la fraude. »

Passant à la question de l'entrepôt obligatoire de Bercy

et du quai Saint-Bernard, les cérusiers font observer que la loi de 1905, en imposant aux marchands de vins en gros de Paris des charges énormes pour le transfert de leur industrie, n'a pas arrêté pour cela leur commerce, car une marque nouvelle n'était pas à créer, pas plus qu'une fabrication nouvelle ne s'imposait. Il n'y avait pas, en un mot, destruction des conditions de l'industrie ou du commerce, et ces conditions étaient égalisées, nivelées par la mesure générale de l'entrepôt imposée à tous.

A l'appui de leur argumentation ils citent l'amendement présenté et soutenu par M. Razimbaud, le 28 juin 1905, à la Chambre des Députés, se rapportant au deuxième paragraphe de la loi concernant l'entrepôt obligatoire.

Pour la saccharine, sur laquelle M. Viviani a particulièrement insisté, les cérusiers se servant des déclarations faites par le Ministre des Finances au moment de la discussion de la loi visant ce produit (8 mars 1902), affirment que la fabrication de la saccharine servait à favoriser des fraudes au détriment du Trésor. D'ailleurs, M. Viger s'exprimait ainsi sur cette fabrication le 27 mars 1902 devant le Sénat : « ...Lorsque vous vendez la saccharine soit sous sa forme normale, soit en mélange, ce qui est plus fréquent, le fabricant réalise un bénéfice de plus de 600 fr. par kilogramme. »

« M. le Ministre de l'Agriculture me disait encore, il y a « quelques jours, que d'après les renseignements qui lui « étaient fournis par ses services et ceux du Ministère des « Finances, il évaluait à un chiffre de 15 à 20.000 tonnes la « quantité de sucre qui échappe annuellement à l'impôt, « du fait de la consommation de la saccharine et des produits « saccharinés destinés à remplacer frauduleusement le sucre, « en trompant le consommateur. »

Quant à l'interdiction du phosphore en Allemagne, les fabricants de céruse font un grief à M. le Ministre du Travail d'avoir incomplètement cité à la Chambre des Députés le texte du discours prononcé dans la séance du 19 janvier 1903 par le rapporteur M. Zehutir, au Reichstag.

« Messieurs, disait le rapporteur, la Commission s'est « déclarée contre toute indemnité parce que les Gouverne- « ments fédérés ont acheté une patente pour la fabrication « d'une nouvelle pâte, qui sera mise *gratuitement* à la dis- « position des fabricants et que par conséquent ils pourront « continuer la fabrication des allumettes et employer leurs « ouvriers.

« La Commission a été complètement d'avis que la fabri- « cation pourrait être poursuivie avec la nouvelle pâte sans « que les fabriques actuelles aient à subir de modifications « importantes. »

M. le comte Posadowsky-Wehner avait défendu la santé des ouvriers. Il avait bien préconisé une politique d'intervention; mais il avait aussi refusé aux fabricants de phosphore une indemnité en espèces et il légitimait ce refus par les avantages nouveaux accordés à l'industrie du phosphore.

« Messieurs, disait-il, en la séance du 29 janvier 1903, « la difficulté technique pour l'interdiction des allumettes « au phosphore blanc était le manque de matières inflam- « mables.

« Il fallait donc trouver une pâte s'enflammant par légère « friction.

« Nous avons en conséquence traité avec un entrepre- « neur breveté pour un tel produit. Sa pâte a été examinée « dans les laboratoires de l'Office impérial d'hygiène.

Nous avons acheté le brevet et nous nous proposons de « le céder gratis aux anciens fabricants d'allumettes au « phosphore blanc qui devront cesser leur ancienne exploi- « tation.

Et plus loin :

« Messieurs, nous n'interdisons pas la fabrication des « allumettes, nous demandons seulement pour l'avenir « un moyen de fabrication plus avantageux. Nous mettons « un brevet à la disposition des fabricants et la transforma- « tion des procédés n'exigera pas de grands et coûteux « remaniements. »

*
* *

Les cérusiers déclarent sans portée les précédents secondaires invoqués contre eux par M. Viviani.

La loi des 12 juin 1893-11 juillet 1903 concernant les mesures d'hygiène et de sécurité pour les travailleurs, impose aux industriels certaines dépenses, mais ne détruit ni la concurrence, ni les conditions d'existence de l'industrie.

Pour les installations de sécurité exigées dans les mines où le service du contrôle prescrit de forer au prix de dépenses considérables de nouveaux puits d'aération et de secours, les cérusiers s'approprient la réponse de M Paul Beauregard à M. J.-Louis Breton ainsi conçue : « Dans le précédent que « vous invoquez, M. le Rapporteur, il y a application des « clauses du contrat, il n'y a par conséquent pas possibilité « de parler d'indemnité. »

Les arrêtés du Préfet de la Seine relatifs à l'installation du tout-à-l'égout, ne seraient aussi qu'une question de réglementation générale appliquée avec beaucoup de précautions pour éviter les injustices.

D'ailleurs l'exécution de ces arrêtés ne détruit pas la valeur des immeubles qui en sont l'objet ; au contraire, elle leur donne une plus-value.

Enfin à l'argument tiré de l'article 57 de la loi du 21 juin 1898 (Code rural) qui donne au Gouvernement la faculté de « prohiber l'entrée en France des animaux susceptibles « de communiquer une maladie contagieuse et naturelle« ment d'en prescrire l'abatage sans indemnité », les cérusiers répondent que les importateurs sont avertis que l'animal n'entrera en France que lorsqu'il aura subi un examen vétérinaire. S'il est défavorable, l'animal sera abattu sans indemnité pour le propriétaire.

Ces commerçants sont prévenus. C'est un des risques de leur profession.

Et ils ajoutent :

« M. Breton est bien téméraire de citer cet exemple, qui « nous conduit à un argument considérable en faveur de « l'indemnité; car si l'État, omnipotent en matière de « douane, impose aux importateurs de bétail étranger l'aba-« tage sans indemnité des bêtes malades, le même État in-« demnise les cultivateurs lorsqu'il prescrit l'abatage de « bêtes indigènes, dans les mêmes cas. Mêmes prévenus du « risque qu'ils courent, le législateur n'a pas voulu ruiner « ces travailleurs français. »

Nous trouvons les mêmes critiques des exemples empruntés à la loi du 1er août 1905 sur la répression des fraudes dans la vente des marchandises et à l'article 12 du décret du 15 octobre 1810, qui prévoit la suppression des fabriques et ateliers de première classe en cas de graves inconvénients, pour la salubrité publique, la culture ou l'intérêt général.

*
* *

Abandonnant M. le Ministre du Travail, les adversaires de l'indemnité reprochent à M. le Ministre des Finances d'avoir assimilé le préjudice dont sont menacés les fabricants de céruse au dommage fréquemment causé à mainte industrie par les remaniements apportés aux tarifs douaniers, et résultant tantôt d'un abaissement, tantôt d'un relèvement des droits.

J'entends, disait M. Caillaux, la théorie de l'honorable « M. Beauregard, elle me paraît pouvoir être résumée « comme suit : toutes les fois qu'un industriel aura, pour « une raison quelconque, subi un dommage du fait de la loi « sans avoir été prévenu, il aura droit à indemnité..... »

« Oui, je comprends que la discussion présentée sous

« cette forme est un peu gênante, car vous voyez très bien « où elle va aboutir. Elle va aboutir à cette conclusion que « je vous mets au défi de contester, *que toutes les fois « qu'une loi élèvera ou abaissera le tarif des douanes, « il y aura nécessairement droit à indemnité.* »

Personne, selon les cérusiers, n'a jamais songé à demander une indemnité correspondant au préjudice causé par une modification douanière et si pour la céruse on a soulevé la question subsidiaire de l'indemnité, c'est qu'une distinction absolue se présentait à l'esprit.

« Il n'est pas contesté, disent-ils, que l'Etat se soit fait, à tort ou à raison, par le moyen des tarifs l'arbitre des intérêts agricoles, industriels, commerciaux. »

« M. Beauregard soutient que c'est à tort; et que l'Etat « n'aurait jamais dû exercer au moyen de droits de douane « un pareil pouvoir sur les échanges commerciaux. L'école « opposée, qui triomphe actuellement, estime au contraire « que c'est à bon droit. »

En résumé, jamais, pour les fabricants de céruse, une loi douanière n'a été la cause décisive de la disparition d'une industrie.

*
* *

Les cérusiers, après avoir assimilé leur situation actuelle à celle des bureaux de placement et à un exemple plus récent donné par la loi sur la création de nouvelles justices de paix, qui impose aux nouveaux greffiers d'indemniser les anciens, à la situation desquels on portait préjudice, reprennent l'argumentation de M. Prevet qui réclamait au Sénat le droit aux ouvriers de participer à l'indemnité.

Ils font remarquer cependant que la situation faite aux ouvriers et aux industriels n'est pas la même, et que, s'il est légitime d'indemniser les uns du dommage qu'ils pourront subir, il serait impossible de refuser aux autres la réparation du préjudice beaucoup plus grave qui leur est infligé.

Pour l'ouvrier, en effet, c'est la perte de sa place actuelle et du chômage qu'il peut en résulter temporairement, tandis qu'il n'en est pas de même pour son patron, qui subira un préjudice beaucoup plus considérable et dont la situation sera parfois pire que celle de ses collaborateurs.

Mais comme l'on ne peut sacrifier pour cette réparation pécuniaire ni les intérêts du Trésor, ni ceux des industriels, il serait possible, suivant les partisans de l'indemnité, de réparer intégralement le préjudice causé sans qu'il n'en résulte aucune charge pour les finances publiques, au moyen d'un simple droit établi sur l'oxyde de zinc que l'étranger importe.

Ce procédé, préconisé au Sénat par M. Prevet, aurait, selon les intéressés, une répercussion économique qui favoriserait en France le développement de l'industrie du zinc.

Comparant notre production française de plomb et de zinc à celle de l'Allemagne, le Ministre du Travail disait au Sénat :

« Notre production de plomb est douze fois inférieure à « la production du plomb de l'Allemagne ; pour le zinc, nous « avons une production seulement sept fois inférieure à celle « de l'Allemagne ; si bien que, sans grever l'avenir d'espoirs « qui pourraient être démentis, j'ai peut-être le droit d'es- « pérer que grâce à la production totale de la France, de « l'Algérie et de la Tunisie, nous pourrions ne pas être tri- « butaires ou de la Vieille-Montagne ou de toute autre « Société cosmopolite. »

Et M. Fontaine, Directeur du Travail, ajoutait :

« En vingt ans, la production des minerais de zinc, « France et Algérie, a subi un accroissement dix fois supé- « rieur à l'accroissement de tonnage des minerais de plomb « extraits des mines de France et d'Algérie. Et nous pouvons « espérer que cette industrie du zinc, en France, se dévelop-

« pera encore dans l'avenir beaucoup plus que l'industrie « du plomb » (1).

Un droit sur les zincs étrangers, tout en procurant, selon les cérusiers, les ressources nécessaires pour indemniser les fabricants frappés par la loi, constituerait une protection pour la production française du zinc.

---

(1). Production du plomb et du zinc, d'après la statistique de l'industrie minérale pour 1906 :

Production du plomb : 25.614 tonnes valant 6.007.000 francs.
— du zinc : 46.536 — 30.361.000 francs.

La production du blanc de zinc n'est pas connue, celle de la céruse non plus.

II. *Exportation* (Commerce spécial).

D'après les tableaux de l'Administration des Douanes pour 1906 :

Minerai de plomb : 1.355 tonnes, valeur 311.604 francs.
Plomb en masse, lingots, limailles, etc. 1.319 tonnes, valeur 596.217 francs.
Céruse : 374 tonnes, valeur 168.545 francs.
Oxyde de zinc : 2.104 tonnes, valeur 1.325.712 francs.
L'exportation du blanc de zinc n'est pas indiquée spécialement.

III. — *Importation* (Commerce spécial).

D'après les tableaux de l'Administration des Douanes pour 1906 :

Minerai de plomb : 42.670 tonnes, valeur 9.814.744 francs.
Plomb en masse, lingots, limailles, etc. : 53.240 tonnes, valeur 25.895.174 fr
Céruse : 1.951 tonnes, valeur 834.435 francs.
Oxyde de zinc : 4.174 tonnes, valeur 2.354.350 francs.
L'importation du blanc de zinc n'est pas indiquée spécialement.

Audition du Ministre du Travail.

Avant de terminer ses travaux, la Commission a tenu à entendre M. le Ministre du Travail.

Avec la même force et la même éloquence, M. Viviani a repris les arguments qu'il avait déjà développés à la tribune du Parlement.

Son sentiment sur l'indemnité n'a pas varié.

Il a rappelé que la question ne se présentait plus devant le Sénat sous une forme aussi complète que par le passé.

L'interdiction est seule maintenue pour les travaux intérieurs; la céruse continuera à être employée pour les travaux extérieurs. Il n'y a donc ni expropriation ni même préjudice sérieux causé aux fabricants. On sait en effet que pour les peintures à l'intérieur des habitations, le blanc de zinc est devenu d'un usage courant. Aussi M. le Ministre du Travail persiste à penser qu'aucune compensation pécuniaire ne peut être accordée aux cérusiers.

A la suite de cette audition avait lieu le vote sur le principe de l'indemnité.

Par 4 voix contre 3 et une abstention, la Commission rétablissait, dans le texte de loi, l'article 3 voté par le Sénat et repoussé par la Chambre.

Pour la clarté de la discussion, nous donnons ci-après les divers textes adoptés par le Sénat, la Chambre ou proposés par votre Commission.

Projet de loi adopté par le Sénat le 7 décembre 1906.

ARTICLE PREMIER.

Dans les ateliers, chantiers, bâtiments en construction ou en réparation et généralement dans tout lieu de travail où s'exécutent des travaux de peinture en bâtiment, les chefs d'industrie, directeurs ou gérants sont tenus, indépendamment des mesures prescrites, en vertu de la loi du 12 juin 1893 sur l'hygiène et la sécurité des travailleurs, de se conformer aux prescriptions suivantes.

ART. 2.

Trois ans après la promulgation de la présente loi, l'emploi de la céruse et de l'huile de lin lithargirée sera interdit dans tous les travaux de peinture, de quelque nature qu'ils soient, exécutés à l'intérieur des bâtiments.

ART. 3.

Les fabricants dont l'industrie sera atteinte par les dispositions de la présente loi auront droit à une indemnité qui sera fixée par le tribunal civil de l'arrondissement où sera situé l'établissement.

Dans le cas où la fabrique serait occupée par un locataire, une indemnité distincte serait due au locataire et au propriétaire de l'immeuble.

ART. 4.

Projet de loi adopté avec modifications par la Chambre des Députés, le 2 juillet 1907.

ARTICLE PREMIER.

Dans les ateliers, chantiers, bâtiments en construction ou en réparation et généralement dans tout lieu de travail où s'exécutent des travaux de peinture en bâtiment, les chefs d'industrie, directeurs ou gérants sont tenus, indépendamment des mesures prescrites en vertu de la loi du 12 juin 1893 sur l'hygiène et la sécurité des travailleurs, de se conformer aux prescriptions suivantes.

ART. 2.

Trois ans après la promulgation de la présente loi, l'emploi de la céruse et de l'huile de lin plombifère sera interdit dans tous les travaux de peinture, de quelque nature qu'ils soient, exécutés à l'intérieur des bâtiments.

ART. 3.

L'emploi de la céruse en poudre est interdit dans tous les lieux énumérés à l'article premier et pour tous les travaux de peinture en bâtiment de quelque nature qu'ils soient.

ART. 4.

Toute expédition de céruse en poudre, à sa sortie de l'usine ou à

Texte proposé par la Commission.

ARTICLE PREMIER.

Dans les ateliers, chantiers, bâtiments en construction ou en réparation et généralement dans tout lieu de travail où s'exécutent des travaux de peinture en bâtiment, les chefs d'industrie, directeurs ou gérants sont tenus, indépendamment des mesures prescrites, en vertu de la loi du 12 juin 1893 sur l'hygiène et la sécurité des travailleurs, de se conformer aux prescriptions suivantes.

ART. 2.

Trois ans après la promulgation de la présente loi, l'emploi de la céruse et de l'huile de lin plombifère sera interdit dans tous les travaux de peinture, de quelque nature qu'ils soient, exécutés à l'intérieur des bâtiments.

ART. 3.

Les fabricants dont l'industrie sera atteinte par les dispositions de la présente loi auront droit à une indemnité qui sera fixée par le tribunal civil de l'arrondissement où sera situé l'établissement.

Dans le cas où la fabrique serait occupée par un locataire, une indemnité distincte sera due au locataire et au propriétaire de l'immeuble.

ART. 4.

Un règlement d'administration publique indiquera les travaux spéciaux pour lesquels il pourra être dérogé aux dispositions précédentes.

Art. 5.

Les inspecteurs du travail sont chargés d'assurer l'exécution de la présente loi. A cet effet, ils ont entrée dans tous les établissements spécifiés à l'article premier. Toutefois, dans le cas où les travaux de peinture sont exécutés dans des locaux habités, les inspecteurs ne pourront pénétrer dans ces locaux qu'après y avoir été autorisés par les personnes qui les occupent.

Art. 6.

Les articles 5, 7, paragraphes 1 et 3, 9 et 12 de la loi du 12 juin 1893 sont applicables à la constatation des contraventions prévues par la présente loi, ainsi qu'à leur répression.

son entrée en France, devra être accompagnée d'un acquit-à-caution délivré par la Régie ou par la Douane, et qui sera remis par le destinataire à la recette buraliste dans les quarante-huit heures qui suivront l'expiration du délai de transport.

Un règlement d'administration publique, rendu dans les six mois qui suivront la promulgation de la loi, déterminera les formalités à remplir pour la délivrance et la décharge des acquits-à-caution prévus au paragraphe précédent.

Art. 5.

Les inspecteurs du travail sont chargés d'assurer l'exécution de la présente loi. A cet effet, ils ont entrée dans tous les établissements spécifiés à l'article premier. Toutefois, dans le cas où les travaux de peinture sont exécutés dans des locaux habités, les inspecteurs ne pourront pénétrer dans ces locaux qu'après y avoir été autorisés par les personnes qui les occupent.

Art. 6.

Les articles 5, 7, paragraphes 1 et 3, 9 et 12 de la loi du 12 juin 1893 sont applicables à la constatation des contraventions prévues par la présente loi, ainsi qu'à leur répression.

Un règlement d'administration publique indiquera les travaux spéciaux pour lesquels il pourra être dérogé aux dispositions précédentes.

Art. 5.

Les inspecteurs du travail sont chargés d'assurer l'exécution de la présente loi. A cet effet, ils ont entrée dans tous les établissements spécifiés à l'article premier. Toutefois, dans le cas où les travaux de peinture sont exécutés dans des locaux habités, les inspecteurs ne pourront pénétrer dans ces locaux qu'après y avoir été autorisés par les personnes qui les occupent.

Art. 6.

Les articles 5, 7, paragraphes 1 et 3, 9 et 12 de la loi du 12 juin 1893 sont applicables à la constatation des contraventions prévues par la présente loi, ainsi qu'à leur répression.

Modifications apportées au projet de loi voté par la Chambre.

Sur la proposition de sa Commission, la Chambre, après avoir donné son adhésion à l'article premier voté par le Sénat, a apporté des modifications aux dispositions adoptées par vous.

A l'article 2, sur la proposition de M. Cazeneuve, professeur à la Faculté de médecine de Lyon, l'expression, l'huile de lin plombifère, a été substituée à celle d'huile de lin lithargirée.

On a voulu ainsi prohiber l'emploi sous une forme quelconque, soit à l'état de savon, soit à l'état de solution, des sels de plomb qui, en raison du texte même de l'article 2, auraient pu remplacer la litharge.

L'interdiction de tous les composés de plomb devient ainsi efficace.

Nous vous proposons d'adopter sur ce point la rédaction de la Chambre.

Celle-ci a introduit dans la loi un article 3 ainsi conçu :

« L'emploi de la céruse en poudre est interdit dans tous « les lieux énumérés à l'article premier, et pour tous les « travaux de peinture en bâtiments de quelque nature qu'ils « soient. »

Cette disposition nous paraît sans objet.

On n'emploie guère plus en France de la céruse en poudre pour la peinture. L'interdiction est nettement formulée par un décret du Ministre du Commerce, en date du 1er juillet 1902.

Nous sommes d'avis que cette disposition doit disparaître, de même que l'article 4 du projet de la Chambre, rédigé de la façon suivante :

« Toute expédition de céruse en poudre à sa sortie de « l'usine ou à son entrée en France, devra être accompagnée « d'un acquit-à-caution délivré par la Régie ou par la « Douane, et qui sera remis par le destinataire à la recette « buraliste dans les quarante-huit heures qui suivront « l'expiration du délai de transport.

« Un règlement d'administration publique, rendu dans « les six mois qui suivront la promulgation de la loi, déter- « minera les formalités à remplir pour la délivrance et la « décharge des acquits-à-caution prévus au paragraphe pré- « cédent. »

M. le Ministre des Finances, lors de la discussion devant la Commission de la Chambre, ainsi que nous l'indiquons plus haut, avait déclaré qu'il n'existe dans la législation aucun précédent qui autorise la délivrance d'un acquit-à-caution dans le seul but de protéger la santé publique contre les dangers d'un produit quelconque.

Il a du reste mis en doute l'efficacité de ce système et signalé les difficultés du contrôle exercé par des agents qui, faute d'une instruction technique, sont incapables de distinguer la céruse d'un autre produit présentant la même apparence.

Toute surveillance nous a paru pratiquement irréalisable.

Aussi votre Commission a-t-elle décidé la suppression de cet article.

Signalons maintenant la suppression par la Chambre de l'article 4 du texte voté par le Sénat :

« Un règlement d'administration publique indiquera « les travaux spéciaux pour lesquels il pourra être dérogé « aux dispositions précédentes. »

Quelques membres de la Commission avaient pensé qu'il y avait lieu d'accepter cette modification. Ils estimaient que la prohibition de la peinture pour les travaux intérieurs ne serait pas une mesure d'une efficacité certaine, si le Ministre avait le droit de déroger pour des travaux spéciaux, aux dispositions impératives de l'article 2.

La majorité a été d'un avis opposé; l'article 4 du projet voté par le Sénat est donc rétabli.

Quant aux articles 5 et 6, ils sont la reproduction du texte voté par le Sénat.

Il ne nous reste plus qu'à rétablir à sa place primitive l'article relatif à l'indemnité, supprimé par la Chambre et maintenu par la majorité de votre Commission.

Conclusions.

Dès le début de ce rapport, nous avons pris pour règle d'exposer, sous une forme à la fois nette et précise, toutes les péripéties qui ont marqué les discussions dont le projet de loi sur la céruse a été l'objet à la Chambre, au Sénat ou dans les Commissions parlementaires.

Le conflit entre les deux Assemblées persiste sur un point de la plus haute importance : la question de l'indemnité à accorder aux fabricants de céruse.

Repoussée par la Chambre, votée par le Sénat, elle a été encore une fois l'objet d'un vote défavorable de la part des Députés.

Quel sera son sort devant la Haute Assemblée? Nous n'avons pas à le préjuger.

Disons cependant qu'en restreignant l'interdiction de la céruse aux travaux intérieurs, pour lesquels le blanc de zinc, de l'aveu de tous les spécialistes, tend de plus en plus à prendre la place du carbonate de plomb, le projet de loi soumis aujourd'hui à vos délibérations laisse aux fabricants un large champ d'exploitation.

Quelques membres de votre Commission pensaient que l'industrie de la céruse, si elle allait subir une diminution dans les produits fabriqués, ne recevait cependant pas une atteinte suffisante pour légitimer une réparation pécuniaire.

La majorité a été d'un avis tout autre.

Elle m'a donné le mandat de conclure, comme je l'avais déjà fait dans mon premier rapport, et de vous prier de rétablir l'article 3 précédemment voté par vous, c'est-à-dire le maintien d'une indemnité à fixer par les tribunaux.

En conséquence, votre Commission a l'honneur de soumettre à votre approbation le texte de loi ci-après.

PROJET DE LOI

ARTICLE PREMIER.

Dans les ateliers, chantiers, bâtiments en construction ou en réparation et généralement dans tout lieu de travail où s'exécutent des travaux de peinture en bâtiments, les chefs d'industrie, directeurs ou gérants sont tenus, indépendamment des mesures prescrites en vertu de la loi du 12 juin 1893 sur l'hygiène et la sécurité des travailleurs, de se conformer aux prescriptions suivantes.

ART. 2.

Trois ans après la promulgation de la présente loi, l'emploi de la céruse et de l'huile de lin plombifère sera interdit dans tous les travaux de peinture, de quelque nature qu'ils soient, exécutés à l'intérieur des bâtiments.

ART. 3.

Les fabricants dont l'industrie sera atteinte par les dispositions de la présente loi auront droit à une indemnité qui sera fixée par le tribunal civil de l'arrondissement où sera situé l'établissement.

Dans le cas où la fabrique serait occupée par un locataire, une indemnité distincte serait due au locataire et au propriétaire de l'immeuble.

ART. 4.

Un règlement d'administration publique indiquera les travaux spéciaux pour lesquels il pourra être dérogé aux dispositions précédentes.

ART. 5.

Les inspecteurs du travail sont chargés d'assurer l'exécution de la présente loi. A cet effet, ils ont entrée dans tous les établissements spécifiés à l'article premier. Toutefois, dans le cas où les travaux de peinture sont exécutés dans des locaux habités, les inspecteurs ne pourront pénétrer dans ces locaux qu'après y avoir été autorisés par les personnes qui les occupent.

ART. 6.

Les articles 5, 7, paragraphes 1 et 3, 9 et 12, de la loi du 12 juin 1893 sont applicables à la constatation des contraventions prévues par la présente loi, ainsi qu'à leur répression.

TABLE DES MATIÈRES

74355

PARIS. — IMPRIMERIE DU SÉNAT, PALAIS DU LUXEMBOURG. — P. MOUILLOT.

PARIS, P. MOUILLOT, IMPRIMEUR DU SÉNAT. — 74355

www.ingramcontent.com/pod-product-compliance
Lightning Source LLC
LaVergne TN
LVHW020037170826
845678LV00001B/306